システム・センタード・アプローチ

機能的サブグループで「今、ここで」を探求するSCTを学ぶ

Y・M・アガザリアン......... 著
Yvonne M. Agazarian

鴨澤あかね......... 訳
Akane Kamozawa

創元社

推薦の言葉

　イヴォンヌ・アガザリアンの著書が鴨澤あかねさんによってようやく翻訳され、わが国のグループに興味を持つ多くの精神医療従事者などが容易に参照できるようになったことは誠に喜ばしいことである。

　イヴォンヌ・アガザリアンは1987年に東京で開かれた環太平洋集団精神療法学会に招かれて来日、ワークショップを主催し、体験グループのコンダクターをつとめた。その際彼女の理論提示がわかりやすかったことと、それにもましてコンダクターとしての感受性が鋭く、しかも暖かい、魅力的なお人柄が参加したメンバーの多くを魅了した。私自身もそのグループの中にいて、グループでは言語化されてはいないが、そこにある細かい感情に敏感に反応すること、また、それを注意深く取り上げること、さらにグループ全体に語りかけるコンダクターとしてのあり方にすっかり魅了されたことを記憶している。その後の国際学会で彼女が主催するワークショップなどにも何回か参加し、この方法に対する興味を深めたのである。

　私が彼女の理論に最初に触れたのは、1985年にケンブリッジの書店で、"Visible and Invisible Group"に出会って以来だから、30年に亘って彼女の理論と実践の発展、展開を遠くから見ていたことになる。

　この著書を読み直して、過去30年の間に彼女の開発した理論、技法がいろいろな点で発展してきたことを感じないわけにはいかない。第一に理論的な洗練がさらに進み、我々にとって、よりわかりやすくなった。第二に、極めて臨床的、実践的な理論が、いろいろな臨床の場で応用できることが示されている。第三に、精神分析などの基本的な理論技法と無関係とは言えないが、それを知らない人々にも十分理解可能であるし、また実践的な応用をしてみたくなるであろう。

　また教育のシステムを確立し多くのグループセラピストを育てることにもこ

の理論のあり方が寄与している。

　さて訳者の鴨澤さんは、日本でグループの理論と実践の経験を積み、グループアナリシスの体験グループにも永年に亘って参加し一緒に勉強した仲間である。アガザリアンの理論は、SCTと自称するように、個人の内部のシステム、またそれを取り巻くグループのシステムを扱うことが特徴であり、初めて読む人々には、その見方がなかなかなじまないかもしれない。また力動的、あるいは精神分析的な文献、著書に慣れている読者にとっては取っ付きにくいかもしれない。それで、何よりも適切な翻訳語が選ばれなければならない。幸いなことに、鴨澤さんは現在フィラデルフィアでアガザリアンの指導を親しく受けている。また彼女のまえがきにも書かれているとおり、翻訳上の不明な点、理解の届かなかった点についても十分に相談できたという。さらにこの理論を実践している本場で、著者自身の薫陶を受けている。このことは、翻訳する上で言葉が現実と離れて抽象的なものになることを防止する上で、とても有利なことである。

　わが国の集団精神療法はこの30年の間に、アガザリアンの示す発展展開ほどの進歩があったろうかと忸怩たる思いがある。この本の出版が、日本の集団精神療法の新たな発展のきっかけになるに違いない。この本をいろいろな職種の方々が読むことを心から希望する所以である。

2015年6月吉日
鈴木純一

訳者まえがき

　この本は、SCTのグループの実際とその背景にある理論について書かれています。SCTはシステムという考え方を特徴とするグループ・アプローチですが、1人の人間もまた1つのシステムであるとみなしている点で、グループだけでなく、個人の創造的変容にも応用できる手法です。そしてイヴォンヌM. アガザリアン氏の日本語版序文にも書かれているとおり、システムという考え方をするSCTのアプローチは、個人、カップル、小グループ、大グループ、組織、国家を問わず用いることができます。

　本書は、基本的にはサイコセラピーについて書かれていますが、SCTはセラピー、いわゆる治療の領域だけでなく、組織開発およびコンサルティングなどの領域にも使える手法であり、すでに欧米では組織開発や教育の分野などで活用されていることを強調しておきたいと思います。

　本書のハートは、9人の入院患者がボランティアで集まり、1回限りの実験的グループで、著者であるアガザリアン氏とともに作業し、それを録画したセッションの逐語録と、その実験的体験グループによって、SCTの手法が様々なレベルの人たちに対して有用か否かを検証していることにあります。となると、やはりサイコセラピーについて書かれた本ではないかと思われるかもしれませんし、サイコセラピーの知識がないと少々わかりづらい部分があることも確かです。

　しかし、本書の中でも述べられていますが、この実験的グループで生じていることは、入院患者という心の病を抱える人たちのグループ特有のものではなく、広く人間一般に生じることなのです。そしてこのグループの逐語録とアガザリアン氏によって挿入された解説によって、SCTの主軸といえる手法、機能的サブグループ形成をはじめ、SCTのグループで実際にどのようなことが生じるのか、またそれにはどのような意味と効果があるのかを具体的にイメー

ジし、理解することができます。

　著者のアガザリアン氏は、もともと心理力動的および精神分析的なアプローチのトレーニングを受けた心理臨床家で、その後、それらのアプローチを180度転換、すなわち、心理力動的および精神分析的なアプローチあるいはサイコセラピーの一般的特徴である積極的傾聴を、積極的介入へと転換したSCTを創始しています。とはいえ、アプローチは180度転換しているものの、SCTにおけるグループ力動やメンバー個人の心理力動の理解には、多分に心理力動的および精神分析的な理解が取り入れられており、さらには認知行動療法の考え方も取り入れられています。またSCTの背景理論であり、同じくアガザリアン氏が創始したリビング・ヒューマン・システム理論（TLHS：Theory of Living Human Systems）には、社会心理学者のKurt LewinのForce Field（力の場）、その他、物理学や哲学など幅広い領域の理論が取り入れられ、統合されています。

　訳者である私がSCTに最も興味をひかれたのもこの点です。私が初めてアガザリアン氏のワークショップに参加したのは、2008年にダブリンで開催されたグループ・アナリティック・ソサエティ（GAS：Group Analytic Society）の3年に1度のInternational Conferenceの中でのことでした。GASはグループ・アナリシス Group Analysis と呼ばれるアプローチを用いる人たちのSocietyで、その名が示すとおり、このアプローチは心理力動的な考え方をその背景に持っています。私はこの手法を学んだ師、本書の推薦の言葉を書いて下さった鈴木純一氏が日本で主催するトレーニング・グループに当時参加して、心理療法家としてトレーニングを積んでいましたし、個人セラピーに関しても、心理力動的および精神分析的なアプローチのトレーニングを受けていました。その体験の中で、私にとって心理力動的なアプローチは、その良さを実感する一方で、プロセスや効果が理解しづらいもの、それゆえ説明が難しく、クライエントや他のアプローチを用いる専門家に理解してもらいにくいものという感じを抱いていました。また心理力動的なアプローチの効果を実感するまでに、多くの場合、年単位の時間がかかってしまうことに、まどろこしさやもどかしさも感じていました。

　プロセスや効果がわかりやすい認知行動療法が急速に日本に広がっていると

いうジレンマやある種のプレッシャーもありました。実際、私がグループセラピーに関わるようになったきっかけは、大学院を卒業してまもなく心理士として勤務していた病院の要請で、認知行動療法の1つ、SST（Social Skills Training 社会的技能訓練）の講習会に出かけ、診療報酬が算定できるという理由によって精神科の中でSST（残念ながらSCTではありません。1文字違いです）を実践する必要に迫られたことでした。当時、心理士が精神科のスタッフになると、「SSTはできますか？」と医師や看護師からまず聞かれる、というのが、私の周囲の少なからぬ心理士が漏らしていた言葉でした。もしかしたら、今でもそういうことがあるかもしれません。SSTは実践マニュアルがはっきりしていてわかりやすく、魅力的でした。しかし実践していくうちに、認知行動療法では取り扱わない、グループの力動を理解することなしに、SSTのセッションの中で行うロールプレイやメンバーの課題設定を効果的に行うことは難しいと私は考えるようになりました。そして鈴木純一氏が主催する、グループ・アナリシスをオリエンテーションとする専門家対象のトレーニング・グループに参加するようになり、また個人セラピーに関しては心理力動的なトレーニングを受けていたこともあって、私の関心は、認知行動療法のグループから心理力動的なグループにシフトしていったという経緯があります。しかしそこで生じてきたのが、前述したわかりにくさ、もどかしさの体験です。

　それを見事に打ち破って解消してくれたのが前述したアガザリアン氏のワークショップでした。GASのConferenceではありましたが、彼女のワークショップはSCTの主軸といえる手法、機能的サブグループ形成を用いたワークショップでした。私が感じていた心理力動的なグループに対するもどかしさを解消し、認知行動療法が扱わない心理力動を取り扱い、そしてそれらの手法をはじめ、社会心理学から物理学に至るまで、様々な手法を統合しながら独創的な理論と手法を展開しているもの、それが私の体験したSCTでした。また当時、私はそれまで長く務めた病院の心理士の職を辞し、メンタルヘルスサービスを提供する企業のコンサルタントに転職していたこともあって、企業ではますますわかりやすさと結果が求められるという現実に直面し、SCTがサイコセラピーだけでなく、組織開発の分野でも用いられていることを知り、SCTへの興味はさらに高まったのです。

SCT は Systems-Centered Therapy としてはじまり、当初 SCT の T は、Therapy（セラピー）をもっぱらあらわしていたようです。しかし SCT の用いるアプローチをあらわす SC、すなわち Systems-Centered（システム・センタード）のアプローチは、セラピーに限らず組織開発や教育等の幅広い領域で活用できるアプローチであり、現2015年時点で創設20周年を迎えた SCT のインスティチュート、通称 SCTRI は、Systems-Centered Training and Research Institute と、T は Training（トレーニング）になっています。

　これらの経緯もあって、本書のタイトルである Systems-Centered Approach（システム・センタード・アプローチ）と SCT は、現在、同義で使われており、正確なことはよくわからないのですが、Systems-Centered（システム・センタード）の、アプローチ Approach、セラピー Therapy、理論 Theory、トレーニング Training を総称して SCT と呼び、普及を図っているようです。

　原著の日本語への翻訳は2009年から開始して、ある程度の翻訳の目途がたった2010年にアガザリアン氏に直接会いに行き、日本語に訳したい旨を伝えて許可をもらいました。しかしその後、日本語版の出版を引き受けてくれる出版社を見つけるまでにかなり苦労し、時間がかかり、ようやく今回、創元社から出版していただくことになりました。その一方で、この時間は必要な時間だったかもしれないと思っています。

　というのも、やっと出版の目途がたち、その後幸運にも、2014年8月から2015年の8月までの1年間、現在、私の勤務する大学の国外研修の制度を使い、アガザリアン氏が住む米国のフィラデルフィアでトレーニングを受ける機会に恵まれました。この国外研修期間中を中心に、日本語版の翻訳の見直しを行ったのですが、トレーニングによって SCT への理解が進んだことと、私の英語力が若干進歩したこともあり、2010年に一旦訳し終えていた日本語訳はほとんど使えない状態であることがわかったのです。さらには、文法的には正しく直訳できても、SCT の理論の理解なしには、読んでわかる日本語にならない箇所が多々あることも判明しました。SCT に特有の用語をどのように訳すかについても、これまで前例がないだけにとても苦労し、大変時間がかかりました。

　SCT の基本的な手法である「functional subgrouping 機能的サブグループ形

成」「Boundaring 境界調整」「vectoring 方向付け」「Contextualizing 文脈認識」は、それがどのような手法であるかを考慮して、すべて日本語に訳しましたが、「vectoring 方向付け」は、通常日本語でベクトルと訳されている語の動詞形であり、「方向づけ」と訳してしまうとベクトルという意味が浮かんで来づらくなると思い、また、あちこちに出てくる「Context 文脈」という用語も「コンテクスト」とそのまま訳した方がわかりやすいのではないかなど、最後まで悩みました。それとは逆に、「mind-read マインドリード」のように、「心の読み取り」等に訳してしまうのではなく、悩んだ末にそのままカタカナにしたものもあります。

あと、SCTのグループに参加する人が、好奇心を持って自らの観察システムを働かせ、自分について探求していく状態を「researcher 探索者」と訳しましたが、これも、調査者、探求者、研究者などの用語の間でどれを使うか、色々と悩みました。その他「fork in the road 分かれ道」「distraction exercise 雑念のエクササイズ」「role-rock 役割固定」など、英語の意味をぴったりと端的に表す日本語、そして何よりSCTのグループを日本で実践する際に、実際のグループの中で使って不自然にならず、かつ意味のわかりやすい言葉がなかなか見つからず、前述した基本的な手法に関する用語も含め、結果的にはある種の妥協で最善と思われるものに訳しました。そのため原著で表されていることを、読者によりわかっていただけるように、本書の中の少なくとも初出の部分では、これらの語を日本語と英語の両方で記述しました。

それと、apprehension と comprehension の日本語訳にはかなり苦労しました。というのも、英和辞典で apprehension を引くと「懸念」「気づかい」「心配」という意味が最初に出てきますが、実際にSCTのグループに参加してみると、頻繁に出て来るこの言葉は、英和辞典に記載されているとおりの意味では理解しづらいように体験されて、私自身がその意味をつかむまでにかなりの時間を要しました。英語でいう apprehension は、必ずしも英和辞典に記載されているような状態だけでなく、感覚的、直感的にわかっているが言葉にならない状態の全体を表すもので、それを1語で端的に表す日本語はみあたりません。同様に comprehension は「理解」「知識」などの意味がまず出てきますが、この語は感覚的にわかっている apprehension に対してSCTでは用いられ

ており、「知的に理解していること」と訳しましたが、原著が表している意味は十分に表せていないと思っています。しかしこの2つの語はSCTの中で頻繁に使われており、本書の中ではその時に使われている文脈によって「感覚的に理解していること」「感覚的に理解しているが言葉にならないもの」などに、多少かえて訳しました。

　SCTが今後日本で発展し、こういった日本語訳の課題も含め、様々な議論ができる日が来ることを願ってやみません。

　本書の出版にあたり、大変なご尽力をいただき、私を支えて下さった創元社編集部の渡辺明美さん、今回の編集を担当して下さった紫藤崇代さんに心から感謝いたします。また、私のひどい日本語訳の原稿に目を通して下さり、作業を支えて下さった鈴木純一先生に心から感謝いたします。それから、日本語訳の進行を常に心にとめて励まして下さった、Claudia Byramさんを始めとする米国フィラデルフィアのSCTコミュニティーのみなさんに、心から感謝いたします。

　そして最後に信愛なるイヴォンヌ、ここではアガザリアン氏ではなく、いつものようにイヴォンヌと呼ばせてもらいます。私はわからない箇所の質問をしにイヴォンヌの家に何度も通いました。その他にもセミナーの休み時間など、あらゆる機会をみつけてイヴォンヌに質問しに行きました。今でも理論家、実践家として大変忙しくしておられるにもかかわらず、イヴォンヌはそんな私に嫌な顔一つせず、根気強くつきあって応えてくれました。日本語版序文をお願いした時も、大変快く引き受けて下さいました。持てるものをすべて惜しむことなく、まさに全身全霊で私に与えてくれました。この体験は私の大切な宝物です。そんなイヴォンヌに心の底からの感謝と、敬意を表します。本当にありがとうございます。そしてこれからもどうぞよろしくお願いします。

2015年6月吉日
国外研修中のフィラデルフィアにて
鴨澤あかね

日本語版序文

この本は、私の友人の鴨澤あかねさんが翻訳し、リビング・ヒューマン・システム理論とその理論を実践するSCTを日本に紹介するものです。

システム・センタード・アプローチ、いわゆるSCTは、セラピスト、組織コンサルタント、コーチ、マネージャー、社会のリーダーなど、人の言動をより良いものに変化させる責任のある人たちすべてのためにデザインされています。その対象は、個人、カップル、小グループ、大グループ、組織、国家を問いません！　同形性（すべてのシステムは、構造と機能が共通していると定義する）のおかげで、ある1つのシステムに対して有効な手法は、その他のすべてのシステムに対しても有効なのです！

この本では、入院患者に対して初めてSCTを用いた時に何が起きたかということを、グループセッションの逐語録で紹介しています。このグループはSCTの手法を検証するために実施したものですが、その検証の1つとして、リーダー（SCTの背景理論と実践法の開発者である著者）は、患者（ボランティアで参加したグループのメンバー）について、何の事前情報もなく、診断も、入院期間も、薬物療法を受けているかどうかも知りません。グループでは、システム・センタードの価値観にそって、人をシステムとして考えること、中でも人間を、互いに異なっているところより、似ているところの方をたくさん持っているリビング・ヒューマン・システムとして考えることをメンバーたちに求めています。

この本はSCTの実践の背景にある理論も紹介しています。SCTが導入している最も革新的なことは、「機能的サブグループ形成」と呼んでいる手法です。この手法は、共通理解に基づいて人が互いに一緒になってまとまる可能性を高める一方で、互いの異なるところに反応してスケープゴートやIP（アイデンティファイド・ペイシェント）を作り出すという、人が持つ傾向を減らしま

す。

　他者が、あるいはその人自身が、より良く変化するという目標に到達するのを促進する責任を担う人たちが、そういった変化への取り組みをいかに高めるかを考える際に、システム・センタード・アプローチが有用なアプローチとして機能することを願っています。

　　　　　　　　　成功を祈って　イヴォンヌ　M. アガザリアン

A Systems-Centered Approach to Inpatient Group Psychotherapy
by Yvonne M. Agazarian

Copyright©2001 Yvonne M. Agazarian
First published in the UK in 2001 by Jessica Kingsley Publishers Ltd
73 Collier Street, London, N1 9 BE, UK
www.jkp.com
All rights reserved
Printed in Japan

Japanese translation rights arranged with Jessica Kingsley Publishers Ltd., London
through Tuttle-Mori Agency, Inc., Tokyo

本書の日本語版翻訳権は、株式会社創元社がこれを保有する。
本書の一部あるいは全部についていかなる形においても
出版社の許可なくこれを使用・転載することを禁止する。

SCT® and Systems-Centered® are registered trademarks of Dr. Yvonne M. Agazarian
and the Systems-Centered Training and Research Institute, Inc., a non-profit organization.

システム・センタード・アプローチ

機能的サブグループで
「今、ここで」を探求するSCTを学ぶ

目　次

推薦の言葉　1

訳者まえがき　3

日本語版序文　9

図と表のリスト　13

謝辞　14

序文　15

第1章
システム・センタードという見かた　21

第2章
SCTの実験的グループの逐語録　55

第3章
システム・センタード・セラピーの技法　151

第4章
システム・センタード・セラピーの実践の背景にある理論　205

参考文献　230

用語索引　232

人名索引　238

図と表のリスト

図

図3.1	分かれ道	155
図4.1	リビング・ヒューマン・システム理論(TLHS)と、そのシステム・センタード(SCT)における実践	206

リビング・ヒューマン・システム理論は、エネルギーを組織化し、目標指向であり、システムを自動修正するという性質を持つ、同形のシステムの階層を定義する。

表

表3.1	推進力と抑制力の力の場 防衛的体験と防衛的でない体験の関係性	156
表3.2	グループの発達局面と、防衛修正の5つのモジュールの対応表	174
表3.3	空間、時間と、現実の、境界の地図(Lewin 1951をYvonne M.Agazarianが改訂)	183
表3.4	推進力と抑制力の力の場 今、ここで、と過去、あるいは今に関する思考の仕方と関連させて	188

謝辞

　私の行く先をガイドしてくれた地図を作った先駆者の方々に、心から感謝します：Wilfred Bion, John Bowlby, Harold Bridger, Warren Bennis and Herb Shepard, Habib Davanloo, Helen Durkin, Sigmund Freud, Hanna Greenburg, Alan Howard and Robert Scott, Melanie Klein, Alfred Korzybski, Kurt Lewin, Claude Shannon and Warren Weaver, Edwin Schroedinger, Dave Jenkins, George Vassiliou, Ludwig von Bertalanffy.

　私の地図を描きかえるのを助けて下さったみなさんに、心から感謝します：週1回開催しているすべてのトレーニンググループに。とりわけ、金曜グループに：精神分析から全体としてのグループへ、そしてシステム・センタード・トレーニングおよびセラピーへと移行していくあいだ、私とともに作業して下さったすべてのグループメンバー（トレーニングをうけた人、患者）の方々に。とりわけ、月曜グループ、水曜グループ、木曜グループ、そしてニューヨークのグループに。また Austin, Boston, York, Copenhagen にある SCT の拠点と、米国集団精神療法学会の組織委員の方々に。

　私の仕事をコンテインする環境になって下さった友人たちに、心から感謝します：Anne Alonso, Donald Brown, Claudia Byram, Jay Fidler, Fran Carter, Ken Eisold, Susan Gantt, Leonard Horwitz, Anita Simon, Berj Philibossian, Malcom Pines.

序文

　この本は、メンタルヘルス領域における現実の変化について、またその変化に対処する責任のある人たちのために書かれている。本書で扱う変化は、新しい環境の中で私たちの実践に役立つことを学ぶ、というだけではない。本書は、私たちのセラピーのやり方を再概念化するのに役立つだろうという期待を持って、システム・センタードの考え方を導入する。それはまさに変化である。

　1990年代のメンタルヘルス領域における大改革以来、私が（そして、多分あなたも）、常に激しい憤りを感じつつ見舞われている体験のひとつは、長期セラピーから短期セラピーに、自分自身を順応させるプロセスであり、また、それまで臨床の場で実践し、スーパーヴァイズし、教えてきたやり方のほとんどが、もはやそぐわなくなっていると認識することである。

　米国において、健康保険維持機構 health management organization（HMOs）は、費用対効果というビジネスの価値観を導入したが、それは心の深い変容に必要な、治療的リズムに対するセラピストの関心とは衝突するものであった。ビジネス機構は「時は金なり」と認識しているのである。それゆえ米国のHMOs は「成果」（結果）、すなわち症状の緩和や社会復帰を必然的に目指している。

　セラピーに必要であると思われるなら、どんな長さであっても施行することに慣れている私たちのようなものにとって、トリートメントプランとして、3もしくは5、もしくは10回のセッションを典型的に割り当てる、というのは大いなる挑戦であり、それが治療的洞察を犠牲にしているかどうかを考える時間もほとんどない。みんなで共有している冗談がちょっとした助けである。たとえば、天国の門に到着した HMO の幹部が、聖ペテロに出迎えられて、「ようこそ天国へ。あなたに3日間を与える権利が私に与えられています。」と言われた、などである。

　HMOs は葛藤をもたらした。私は、1週間に3回もしくは5回、患者と

会っている人たちと同じように、患者との作業はそれが続く限りやっていく、それが5年10年、いやそれ以上であったとしても、と思っていた。私は、精神分析的であったり心理力動的なやり方をする他の人たちと同じように、徹底的なセラピーにかかるのは単に時間やお金だけではないことに気がついていた。私たちの訓練分析でもお金や時間と、それだけではないものの両者が多大に必要だった。セラピーにかかるもの、それは治療的な時間内だけにとどまらない非常に強い転移関係であり、だからこそ、患者とセラピーとの関係性が、患者が自分の家庭の中で持っている関係性よりも、いとも簡単に、重要なものになり得たのである。

　臨床家としてのこういった関心事を、私は変化する世界の中に持ち込んだ。私は激しい怒り、当惑、落胆、挑戦といった体験を、他のセラピストたちとわかちあった。ここに書いているように、それは、次のステップへの活力となる非常に強烈な体験であったと思う。短期セラピーの視点から自身の領域を考えるという挑戦の中で、リビング・ヒューマン・システム理論 theory of living human systems を実践に取り入れることに着手した。そして私は、短期セラピーと長期セラピーの、両者のためのシステム・センタード・セラピー systems-centered therapy を開発したのである。

　私たちの仕事の基準と価値を保つように、いかに短期セラピーを考えるかがわかった時、私の大きな突破口が訪れた。その解決は、それぞれのセッションそれ自体がセラピーになるようにし、また、階層をなすステップの1つ1つが、患者とセラピスト*個人*にとって、セラピーのあらゆる現実的な到達目標と結びつくようになっていることである。したがって、その人が1セッションのためだけにやってきたとしても、あるいはできるだけたくさんのセッションをうけるためだとしても、それぞれのセッションは、その患者が心の健康に向かって歩むのにみあうセラピーのステップを扱うことになる。

　この本の中心的なテーマは、これらの手法を試して、いかに確認できるかである。本書には、1時間半のグループセラピーのセッションを録画するために、様々な診断がついている9人の患者が、ボランティアで私と行った作業について書かれている。読者は私と彼らの相互交流を追っていくことで、システム・センタード・セラピーの最初のセッションがどのようなものか、その全

体像がみえてくるだろう。私はまた、セッションの中で私が行ったことの理由や、私が行ったことが、システム・センタード・セラピーの手法および技法の観点からいうと、どこの何に適合するのか、また、心理力動的なセラピーと、実践においてどのように異なっているのか（多分、その到達目標というよりもアプローチにおいて）、そしてリビング・ヒューマン・システムのアイデアを、どのように変換して、セラピーという現実の世界の中にいる人たちと結びつけているのかを論じるつもりである。

　それゆえ私は、今日の私たちの専門領域における体験の、異なる3つの側面を述べる。多分、これを読んだ読者は、その3つすべてがあなたの体験に語りかけるか、あるいは、1つ2つの側面が、直接あなたに語りかけていることに気づくだろう。

1. 　1つめとして、私は、新しい領域（もしくは古い領域が突如として新しくなった）に参入する人たち、また、自身の勘や経験に頼らなければならない人たちに語りかけている。そういった人たちは、ガイドラインを探し求め、そしてそれが理解しがたいか、もしくは時代遅れであることに気が付いている人たちでもある。そういう人たちにとって、自分たちが一緒に働いている多くの臨床家もまた「新しい」領域の中にいるという事実は慰めにならない。私は読者に対し、システム・センタード・セラピーの実践が、現実のセラピーの中でどのように見え、確認できるかという多くの例を示しているが、読者にとってはその例を知ることが、システム・センタード・セラピーを認識する良い機会となり、また、それを実践する方法を学びたいかどうかを決める機会にもなるだろう。

2. 　2つめ、自身が属する領域で長年にわたって長期セラピーの経験を持ち、自らの技法を現在の世界で展開されている短期セラピーにいかに適応させるか、ということを突きつけられている人たちに私は語りかけている。私は妥協ではなく、短期セラピーおよび長期セラピーの両者に適用した手法を紹介する。そして、心理力動的なアプローチによる手法と、ここに示すシステム・センタードのアプローチとの、比較と対照を行い、システム・センタードの手法が心理力動的なものと

明らかに異なっているが、しかし潜在する同じ力動を扱い、同じ目標を共有している、ということを強調している。その目標とは、無意識を意識化し、自らの衝動や葛藤や感情をコンテインする患者の能力を高めることである。そうすれば、行動化もしくは反復に向かわせるような強い力が減少し、現実生活での問題を扱う際に、自らの洞察をより使えるようになるのである。
3. 3つめ、なぜそれが機能するのかということに常に関心がある人や、そこまでに書かれている概説では十分な説明になっていないと感じている人、そういう人のために私は1つの章を割いて理論を述べている。リビング・ヒューマン・システムの理論とシステム・センタードの実践がどのように結びついているかはその章で要約している（p.206）（図4.1）。

本書のハート

　本書のハートは、9人の入院患者が実験的体験グループで私とともに作業し、それを録画したセッションの逐語録と、システム・センタードの手法が、様々なレベルの人たち対して有用か否かを検証していることにある。私のシステム・センタードのやり方を入院患者の集団に用いたのはそれが初めてであり、私の心臓は口から飛び出しそうであった。そのセッションはビデオに収められ、文字に書き起こされた。本書には、グループを一語一語、複製したものが用いられており、システム・センタードのやり方が、実際にどのようなものであるかを描き出している。逐語録は、機能的サブグループ形成が、SCT（Systems-centered therapy システム・センタード・セラピー）における防衛修正の階層の中の、最初に位置づけられている3つの防衛を取り扱う文脈として、始まったばかりのグループにどのように導入されるかを理解する良き助けとなるだろう。

　読み進める前に、読者は本書をどのように読み進めば良いかという地図を、頭の中に持っておくと良いと思う。この序文の直後にある第1章では、システム・センタードの考え方の概説と、どのようにして実践にあてはめていったのかが記されている。第2章は、入院患者の実験的グループで、私が彼らと

ともに作業した 1 時間半のセッションを、録画したものを文字に起こした逐語録である。そのいずれの部分も、私の目、もしくは私の考えを通じ、それぞれの介入が持つ SCT の論理的根拠とともに、そこで起きていることを理解しようとする目的があり、注釈のパラグラフが逐語録の間に挿入されている。読者はもしそうしたければ、注釈を飛ばして逐語のリズムにそってシンプルに読み進み、あとで注釈に戻っても良いだろう。第 3 章では、グループで用いた技法について論じ、また介入の背後にある考えを描き出すために、逐語の様々な局面を再度取り上げている。第 4 章は、理論に関心を持ち、色々と格闘することを楽しむ人たちのために書かれている。SCT として開発された手法と SCT が定義している構成概念は、第 1 章で十分に提示され論じられており、理論は退屈だと思う読者には、この章は必要ない。理論の根源を知ろうとしなくても、本書が提示する、グループの進行に影響を与えている対話や技法によって、読者がそれを望まないということでもない限り、システム・センタード・セラピーの感触をつかむのには十分である。

第 1 章
システム・センタードという見かた

　まずは本当にあった話から。1983年のある晴れた夏の日、私は友人の George Vassiliou と、アセンズ Athens にある彼の家の庭で一緒に昼食をとりながら、一般システム理論をグループサイコセラピーに適用することについて語り合っていた。George が彼の食べていたハンバーガーをひとかけら、金魚のいる池に投げ込むと、1匹の金魚が他のどの金魚よりもすばやくハンバーガーにたどりついた。かけらはその金魚が飲み込んでしまうには大きすぎたので、それを顎で挟んだまま泳ぎ去ったのだが、同時に他の金魚たちは彼の周りに突進し、彼の獲物であるハンバーガーを少しずつかじり取っていった。

　George はハンバーガーのかけらを口に含んだ金魚を指さしてこう言った。「かわいそうに、あいつは仲間の金魚に自分がとったごちそうを奪われている。気を付けないと、彼が食べる分は、最後の小さなひとかけらしか残らないだろうね。」

　一方 George が言ったことを、真ん中に大きな餌が投げ込まれた魚の群れがある、と考えてみたらどうなるだろう。餌は、1匹の魚の餌にしては大きすぎるから、1匹の魚がそれをくわえているあいだに、他の魚たちがその餌をつついて少しずつかじり取り、残りの魚たちは水の中を流れ去っていく小さなかけらの後を追っていく。そしてすべての魚に食事が行き渡る（Agazarian 1989b）。

　この話は同じ出来事の2つの見かたを明らかにしている。私たちが、金魚のいる池という視点で観察した場合、次のどちらの言い方をしても魚にとっては何の違いもない。すなわち「その1匹の魚は最後のひとかけらを除き、す

べてのごちそうをかじり取られてしまった」というのと「魚の群は、効率的な餌の配給システムを開発した」である。

　しかしながら同じことでも、グループに向かって「かわいそうに、この人はあなた方他の仲間たちに、昼食を横取りされている」というのと、「1人では食べきれないハンバーガーを、どうやってここにいるみんなで分けて食べるかという問題を、あなた方は解決しようとしています」というのとでは、与える衝撃はかなり違うだろう。またそれによって生じる反応や、次に起きる出来事、そして多分、グループがその先たどる未来は、2つの解釈のうちのどちらをしたかによって、著しく影響をうけることは当然予想がつくだろう。

リビング・ヒューマン・システム理論とシステム・センタードとしての実践

　最初に、金魚の池に関してさらに付け加える様相について、つまりリビング・ヒューマン・システム理論が、一般システム理論（von Bertalanffy 1969）に付け加えることについて紹介したい。一般システム理論は、一匹の魚という様相と同様に、魚の群という様相を見出すことに、すでに寄与している。

　リビング・ヒューマン・システム理論では、「群れ」とその「メンバー」のシステムに加え、3つめの様相を導入する。それはサブグループのシステムである（Agazarian 1989a、1992）。まず、全体としての群れ shoal-as-a-whole という視点によって、魚の群れをシステムとして見ることが可能になる。魚の群れを力動的なシステムとして見ると、それ自体がどのように構造化され、機能しているかが見えてくる。すなわち魚の群れがあって、それは2つのはっきりと区別できるクラスターに分かれており、数匹の魚は1つのクラスターから別のクラスターへと不規則に移動している、ということである。システム・センタードの考え方をする私たちは、すぐさまそれらのクラスターを「サブグループ」として枠付ける。各サブグループは魚の群れという環境の中に存在し、同時にサブグループのメンバーの環境にもなっている。これはどのようなシステムも3つの構成要素を持っているという理解を可能にし、そしてそれは、メンバー、サブグループ、全体としてのグループ group-as-a-whole と

いうシステムの観点で、人々のグループを語るためのとても重要な枠組みである。どの様相を私たちが観察するかは、私たちが何を見ようとしているかに依存する（Agazarian and Janoff 1993）。

　たとえば、もし私たちが1個体としての魚に興味を持ったとしたら、私たちが3つの異なる文脈のどの文脈からその魚をみるかによって、同じ1匹の魚でも違う魚にみえるだろう。魚の行動をどのように理解するか、それは私たちの注意を異なる文脈に転換すれば変化する。ハンバーガーを最初にくわえた魚は犠牲者の役割をとっていると考えるか、餌を分配する役割をとっていると考えるかで、私たちの理解はまさに変化するのである。魚をサブグループの文脈、つまりハンバーガーの小さなかけらを水の中に解き放つクラスターと、それを食べようと突進していくクラスターのサブグループで考えた時、魚の役割は文脈によって違うことが認識できる。また全体としての群、という文脈で魚を考えれば、1つの集団から別の集団へと移動する1個体としての魚を観察することができるし、その場合、1個体としての視点で、彼の移動の意味は何なのか、また全体としての群にとってその意味は何なのかということ、あるいはその両者の意味についてあれこれ思いをめぐらせることもできるだろう。これは個人の発言がその人自身の発言であると同時に、グループの発言でもあるという風に、いかにして考えるようになるか、ということである。

　全体としてのグループという視点から考える時も、私たちはサブグループについて考えるやり方と全く同じように考えることができる。すなわち、全体としてのグループにとってサブグループが持つ意味は何なのか、そして、それぞれのサブグループがそれ自身にとって持つ意味は何なのか、である。システムは同形である isomorphic（構造と機能において似ている）ため、すべての異なるレベルの階層に対して、同じ考え方を当てはめることができる（さっき私たちがそうしたように）。このことはシステム・センタードの考え方にとって非常に重要である。というのもシステム・センタードの考え方は、1個体としての個人はシステムである、つまり私たちがグループのために定義したのと同じ3つの要素を持つシステムである、と考えるからである。そのシステムとは、サブグループ、それをコンテインしている全体としての個人というシステム、そして様々な瞬間に生じるあらゆる内的なサブグループと結びつくこと

のできるメンバーのシステムである。すべての人はメンバーとして多くのサブグループとつながっているが、しかし1人の人が1度に作業できるのは1つのサブグループにおいてのみである。1個体としての個人は、その人の内面にある、色々なその人自身とメンバーシップを形成するだけでなく、グループにおいてもメンバーシップを形成できる。もちろん個人にとって望ましいのは、自分の内面にあるどのサブグループについてもっと知りたいかを選択し、グループで、その選んだサブグループと同じ課題を探求するサブグループに、加わることである。

　グループにおいてメンバーシップを形成するために、人がその人自身の内面にあるサブグループを意図的に選択できるという考えは、多分馴染みがないだろう。このことについて、自我 ego、イド id、超自我 super-ego という例えを用い、それらを個人の中にある3つのサブシステムに当てはめて描き出してみよう。ご存じのように、このそれぞれは異なる機能を持っており、またそれぞれが違う、見分けのつく言語（システムの出力）を持っている。自我のシステムは、観察し、情報を収集するシステムとして定義することができ、その言語は客観情報を重視する傾向を持つ。超自我のシステムは、判断のシステムとして定義することができ、禁止命令を含むその言語は、現実とはどのようにあるべきか、もしくは現実とはどのようなものであるか、という解釈が基盤になっている。イドは、生命力を含むシステムとして定義することができ、その言語は、言葉になっていない欲望（通常1音節の語）[訳注1]と交流している。

　この例えにおいて、自我、超自我、イドの3つのサブシステムを、それらが機能するとどのようなコミュニケーションが生じるか（情報の出力）、が予測できる枠組みとして考えると、個人がその中のどのサブグループ（サブシステム）とメンバーシップを形成しているのか、診断が可能なことが理解できる。同様に、グループの中の異なる言語を聞き取ることによって、どのサブグループがそこに現れていて、どのメンバーが、そのそれぞれに属しているのかを同定することができる。このようにしてグループの力動を枠付けすることには重要な3つの側面がある。1つめは、コミュニケーション（グループのプロセスの変化）を分析することで、グループの中のサブグループを同定することが可能になるということである。2つめは、プロセスと内容の間には明白

な区別がある、すなわち2つのサブグループが同じ内容を含んでいたとしても、それらのグループのプロセスは明らかに異なっている、ということである。そして3つめ、個人がその人自身の中にあるサブグループとメンバーシップを形成するやり方は、意識的であれ無意識的であれ、その人がグループの中のサブグループと直接結びつく時のやり方にもなり得る、ということが明らかになることである。

　この方法でサブグループを枠付けることは、潜在的なサブグループを同定しないで理解することが難しいグループの力動に対し、セラピストが理解し介入することを可能にする。たとえば、超自我とイドのサブグループに分かれているグループは、超自我と自我のサブグループに分かれているグループに比べ、行動化を起こしやすいと思われる。もし超自我のサブグループにセラピストが、そうすべきに関わるよりも、むしろ、それそのものに関わることの違いを識別するよう促したなら、その単純な介入は、行動化の可能性に大きな変化をもたらすはずである。

リビング・ヒューマン・システム理論　A theory of living human systems (TLHS)
　リビング・ヒューマン・システム理論では、エネルギーを組織化し、システムを自動修正し、目標指向である、同形のシステムの階層を定義している（Agazarian 1997）。
　私は前述の議論の中で、システム・センタード・セラピーのための階層、すなわちメンバー、サブグループ、全体としてのグループについて定義するために、金魚の例えを用いた。また、このあとにつづく各章の中で、これらのシステムについてさらに述べている。理論は言葉によって構成されており（ブロックを築いていくように）、そのそれぞれは、固有の定義を持たねばならず、理想的には、いくぶん直感的に意味が理解できるのが望ましい。

システムの階層

　システム・センタードの階層においては、各システムは、それより上位のシ

ステムの環境の中に存在し、同時にそのシステムより下位のシステムを取り巻く環境になっている、と仮定されている。このことを金魚の池に当てはめるなら、サブグループは、金魚の群という環境の中に存在し、またサブグループのメンバーを取り巻く環境にもなっている。

　メンバーのシステムは、金魚の群れのメンバーである1個体としての金魚によって示される。そしてメンバーのシステムは、サブグループ（小集団）という環境（もしくは文脈）の中に存在し、サブグループは、「金魚の群れ」（全体としてのグループ）というシステムの文脈の中にある。

　サブグループのシステムは、金魚の2つのクラスターによって示される。1つはハンバーガーを奪い合っているクラスター、もう1つは、水に流されていくハンバーガーのかけらを追いかけている広範囲に渡るクラスターである。このサブグループのシステムは、全体としてのグループという環境（もしくは文脈）の中に存在している。これを理解するにはサブグループを同定する目を養わなければならない。もしも、池に投げ込まれたハンバーガーについて、それにかじりつく魚たちの活動、という視点で観察しなかったなら、ハンバーガーを突つき合っている魚たちと、かけらを追っていく魚たちが、餌を魚の群れ全体で分配するという全体としてのシステムが持つ目標を達成するために、互いに補い合う2つのサブグループを形成している、とは認識しないだろう。

　全体としてのグループのシステムは、餌の分配という潜在的な目標を持っている金魚の群れとしてあらわされる。ハンバーガーを、サブグループのメンバーである魚とサブグループの、両者が関係しているグループの顕在的な到達目標としてみることができるなら、システムの潜在的な到達目標も直感することができるだろう。その目標とは、自身のシステムの中で餌を分配することを通じて、システムとして生き残ることである。（私たちは、リビング・ヒューマン・システムは3つの潜在的な目標を持つと仮定している。すなわち、生き残り、発達し、単純なものからより複雑なものへと変形することである。）

　私たちにとって最も親しみのある物の見かたは、個人的な視点でみること、つまり個人のシステムで見ることである。すると、どんな1つの出来事も、私たちがその出来事に対して持っている文脈と同じ数だけ意味があることがわ

かる。しかしそれは物事を、ただ個人的に捉えなければ、の話である。私たちが、物事を「ただ個人的に just personally」捉えると、それ以外の文脈はすべて失われてしまう。システム・センタード・セラピーの主要な目標は、メンバーが、メンバー、サブグループ、全体としてのグループ、という、メンバーとグループの両方にとっての異なる文脈で、色々と試してみる体験ができるようにして、そして「探索者 researcher」としての自分を発達させていくことである。グループのメンバーがこれを実践した時に私たちが発見するのは、物事を「ただ」個人的に捉えることが、人間の苦痛の主な源になっているらしいということである。そして出来事そのものは変わらないけれど、視点を変えることで、その体験が耐えられない苦痛から耐えられる現実に変わる。

文脈認識
Contextualizing

「探索者」としての自分を発達させるとは、情報を識別し統合する機能を持つ観察のシステムを（個人のシステムの中で）発達させることである。観察の自己システムを発達させる、それは文脈認識と呼んでいる手法の、最初のステップである。文脈認識というのは、階層の操作的定義である。文脈認識の手法は、システム・センタードのグループに参加する人々の頭の中に、メンバー、サブグループ、全体としてのグループというアイデア（識別）を意図的にもたらすものである。一旦このアイデアが理解されると、文脈が変わることで体験が変化するだけでなく、どの役割をとるかという責任が、文脈の到達目標によって異なる、という理解へと心が開かれる。言い換えるなら、自分というグループに所属するメンバーの目標は、自分の中で形成している個々のメンバーシップと、外のグループで形成しているメンバーシップの橋渡しをすることである（統合）。このことはすべての文脈について、ほぼ疑いようがなく同形である。システム・センタードのグループの文脈では、社会的な責任としてこのことが説明される。SCTのグループという文脈の中での「メンバー」の目標は、自分自身のサブグループとグループのサブグループが真に結びつくことである。

サブグループの目標は、グループに存在する葛藤の1つの側面について、サブグループが十分と思うところまで深く探求し、全体としてのグループで課題が統合されるまでそれを続けることである。全体としてのグループの目標は、機能的サブグループ形成における力動をコンテインすること、もしくは、グループが葛藤的な状態にない場合には、全体としてのグループの作業力動をコンテインすることである。階層をなしているすべてのシステムの到達目標は、異なるものを識別して統合するというプロセスを通じ、システムが生き残り、発達し、単純なものから複雑なものへと変形することである。

サブグループの発見

理論を考え、アイデアと現実の世界を結びつけようと試みるプロセスにおいて、私は（他の多くの理論家と同様に）、アイデアを図にしたり、いたずらがきするという移行ステップを頼りにしている。私のいたずらがきは大抵、矢印と円である。階層の定義は3つの同心円によって容易に直感した。真ん中の円はメンバー、一番外側の円は全体としてのグループ、その間にある円はサブグループである。これら3つの円についてじっくりと考え、それが実際に何を意味するのか、あれこれ思い巡らせていると、突然、意味がひらめいた。もしサブグループが全体としてのグループという環境の中に存在し、そしてもし、サブグループがそのメンバーにとっての環境であるならば、サブグループはその境界を他の2つのどちらとも共有しており、3つの中の中心的なシステムだ、ということである。

その意味するところにはびっくりさせられっぱなしだった。私はそれまで、個人がグループの基礎となる単位であると当たり前のように思ってきた。しかしこれら3つの円を眺めてみると、グループの基礎となる単位は、メンバー個人ではなく（患者中心のグループの時も）、リーダーでもなく（リーダー中心のグループの時も）、グループそれ自体でもなく（全体としてのグループ中心のグループの時も）、そう、サブグループだった。それゆえ、私はこの3つのものの見かたに加え、4つめのものの見かたを導入した。すなわち、基礎的な構成単位をサブグループとするシステム・センタードのグループである。

もし、サブグループが本当にグループの基礎的な構成単位であるならば、サブグループに何らかの影響を与えれば、個人や全体としてのグループに影響を与えるよりも、それはより有効に機能するはずである。理論としてはこれで良いが、しかし実践でどうやって検証するか私は思いつかなかった。

私の考えをどのように再構成するか、その理解へ向けての最初の歩みは、米国集団精神療法学会 American Group Psychotherapy Association（AGPA）で、パネリストをした時のことを思い出した時であった。それは、「困難な」患者のグループを収めた 1 本の同じビデオテープについて、異なる 4 つの治療的な見地から分析し議論するという企画で、私の担当は、タヴィストック Tavistock[1] および全体としてのグループの見地であった。その時、私は（自分が何を述べていたのか、完全には理解することなく）サブグループは 1 個体としての個人によって定義されるのではない！と書いたことを思い出した（Agazarian 1987）。その時、私はグループのメンバーが、いかにその人自身とグループの両方について語っているかをその場で示し、また後に私がサブグループのアイデアを導入した時には、同じエピソードを使用していた（Agazarian 1989）。このことは、私が自身の文脈を変更できるまで、いかに自分自身の声に耳を傾けていなかったか、という良い例である。

そのビデオテープはドアのノックから始まる。そして遅れてきた患者、Bess が入室し、そこにいる全員が場所をあけたり椅子をつめあったりしてちょっとした騒ぎになっている。会話はこんな風である：

  セラピスト 1（看護師）：はい、どうぞ中へ…
  セラピスト 2（研修医）：さあここへ…、この椅子をどうぞ…
  セラピスト 1：床のワイヤーに気をつけて…
  Bess：ええ…
  Alice：テーブルを動かして…
  Edna：カメラが壊れると…
  （Alice、Bess、Clark、Edna、Doris、Glenda が笑う）
  Alice：一体感って感じ（みんなで椅子をつめあいながら）
  Clark：接近…

Bess：それをみんな求めてる…
セラピスト１：みんなが思ってるのは…
セラピスト２：準備はいいですか？…
Alice：クリスマスみたい…
セラピスト２：私たちが今話していたのは、Edna が自分のうつを治すために、私と個別に会っているということだったんですが…

　全体としてのグループというオリエンテーションで、私は、それぞれのメンバーの声は、単にメンバー個人の声としてだけでなく、グループの声としても聞くように、というトレーニングをうけていた（Agazarian and Peters 1981）。私はこの対話を分析している間に、メンバーの声は、グループの中のサブグループを規定していること、そしてこれらのサブグループは、形式ばったもの（たとえばセラピストと患者）ではなく、グループにとってその先の重要な作業をするための声をもたらすという意味で、機能的であることを発見した。
　私はテープをもう一度聞いた。すると２つのサブグループのデュエットが聞こえた。１つの声はどうやってグループを構造化するかという声、もう１つは親密さを切望する声であった。

　　構造化のサブグループ：
　　　　「どうぞ、ここに座って」
　　　　「この椅子をどうぞ」
　　　　「ワイヤーにつまずかないように」
　　　　「テーブルを動かして」
　　　　「どうぞ中へ」
　　　　「準備はいいですか？」

　　一体感のサブグループ
　　　　「どうぞ中へ」
　　　　「一体感って感じ」
　　　　「接近」

「それをみんな求めてる」
「みんなが思ってるのは」
「クリスマスみたい」

　機能的には、これら2つのサブグループは別々の2つのテーマ、すなわち、グループの境界を作ったり管理することと、「一体感」を切望することをめぐってそこに現れた。そしてサブグループは1個体としての個人によって決定されるのではなく（たとえばAliceの声は両方のサブグループの声として聞こえた）、また、役割によってでもない（患者とセラピストの両方が、両方のサブグループに携わっている）。もしセラピストがその声を聞かなければ、「一体感」のテーマ（おそらくグループにとって中心的な作業になると思われるもの）に反応することができない、ということも明らかになった。実際、悲しいかな、「私たちが今話していたのは、Ednaが自分のうつを治すために、私と個別に会っているということだったんですが。」という発言は、グループを「一体感」から引き上げさせて、競争や嫉妬、羨望へと向かわせており、それは患者の、というよりも、セラピストが持っていた意図的な方向性に、より結びついていたと思われる。
　サブグループに気が付くやいなや、私は自分が感極まっていることに気がついた。私はそれまでにすでにわかっていた自分の考えの、新しさや深さを実感した。すなわちグループの力動は、個人の力動と同じくらい奥深く、現実的なものであり、メンバー個人の声だけを聞いていては聞き取ることのできない、様々に意味をもつ要素をすべてコンテインしているということである。
　サブグループがグループの中で自然に出現するというのは、もちろん新しいアイデアではない。しかしながら、明らかにわかるサブグループが形成されるのと同様に、潜在的にも形成されるとわかったことが私には新しかったのである。私は、メンバーたちがステレオタイプの類似性（たとえば人種、信仰、性別、政治的主張、地位）のもとに、かなりはっきりと集まるのを認識することと、メンバーたちがグループの潜在的なテーマに基づいて（前述の「一体感」のサブグループのように）、いかに自然に結びつくかを発見することの、大きな違いを理解できた。

グループのサブグループは、はっきりと現れているというよりも、概ねが潜在している。「さあ、グループに分かれましょう。黒人と白人、若者と高齢者、地位の高い人と低い人」などと、グループで誰かがはっきり言うことはまれである。しかしながら、ステレオタイプサブグループは、かなりの頻度でグループに自然発生するし、それはグループが潜在的に（かつ気づかぬうちに）、自身を組織化するやり方の1つである。その利点は、なじみのあるもので集まることによるグループ自体の安定である。ステレオタイプを基礎にして協力関係を作ることの代償は、グループがその先に行う心の作業のために、メンバーの資質をグループの中で集める最善の方法にはほとんどならないことである。加えて、社会的なステレオタイプを基礎に構築されたグループは、私たちが／人が、スケープゴートを生み出す方向へとしばしば導かれてしまうような緊張感をもたらしやすい。

　それとは別のタイプである潜在的なサブグループは、なじみのあるステレオタイプを基盤にするのではなく、防衛に基づいて（Bion（1959）が言うところの逃避、もしくは闘争）、または共通のテーマに基づいてメンバーが集まるときに発生する。それはある場合にはグループの到達目標と関連して心の作業をするし、そうでない場合もある。

　それは、潜在するサブグループの力動を見つけだすプロセスであり、それらの力動をグループの中で明らかにして、メンバーが何に基づいてサブグループを形成したいと思っているのかをグループが選び取っていけるよう、私はグループをリードしていった。これは SCT の機能的サブグループ形成を開発する非常に大きな一歩であり、その場合にメンバーは、自分が共鳴 resonate する似ているものに結びつくよう、はっきりと求められるのである。

　そうして後に、機能的サブグループが卓越した複雑性をもつものに発展すると、それはメンバーというよりも、むしろ全体としてのグループがもつ様々な葛藤の側面をコンテインしつつ、目に見えてはっきりとわかるサブグループを形成するプロセスを通じ、統合が行われるという葛藤解決の技法になった（Agazarian 1997）。それぞれのメンバーは、彼もしくは彼女が最初に探求したいと望む葛藤の側面を表出しているサブグループを自由に選ぶ。とはいえ、まだトレーニングされていないグループでは、葛藤をコンテインして解決するた

めに意図的にサブグループを用いる前に、どのようにしてサブグループを形成するかを学ぶのが先である。第2章に示している実験的グループの逐語では、サブグループの形成は、まだ発達の初期の段階にとどまっている。

　それまでの私の仕事の中で、私は患者の注意をグループに引きつけることにかなりの力を注いできたが、しかし、私の観察が導き出した確信は、患者が他者ととる転移の関係性は、主に私との間のものであり、メンバーどうしのものではない、ということであった。私のデータによれば、グループのメンバーは、片方の目をメンバーどうしで、そしてもう片方の目を私に向けて、グループの作業をしていた。その作業のエネルギーを私のもとから引き離し、それをサブグループの方へ常に向けかえるようにすることは、ある種のグループメンバー（すべてではない）にとって、かなりの痛みを伴うであろうことに私が配慮したのは言うまでもない。タヴィストック Tavistock でも初期の頃、セラピストが全体としてのグループに対してのみ解釈をすると、多くの患者は人間性を奪われたり無視されたと感じていた（Yalom、Liebermann and Miles 1973[2]）。これらの研究結果に反応し、私の全体としてのグループの技法を私は早期に修正し、全体としてのグループへの解釈が、メンバーにとって明らかに妥当かどうか、メンバーを直接見て確認するようにしていた。

　医者と患者の役割に組み込まれているのは、人より優位に立つ／下手に出る one-up ／ one-down の関係性[3] であり、それは幼少期の転移を容易に引き起こす関係性である。私は、何らかの特徴をもったグループという社会を作り上げることに重きをおくグループで、心の作業をする方法を見い出すことに長い間興味を持っていた。そこでは、グループの力動に反応して行動化をするようなプレッシャーを増すのではなく、プレッシャーを減らして脅かしが増さないようにして、グループの力動への反応をグループという社会それ自体がコンテインし、グループに潜在する力動を探求するような社会である。Pat de Maré（de Maré, Piper and Thompson 1991）は、グループのサイズをグループ社会の変数にしていた。私はグループサイズとは独立した変数を探し求めていた。

　最初のステップは、グループの視線を私からはずし、サブグループへと向けることであった。SCT を開発していくプロセスの中で私が学んだのは、アイコンタクトによるトライアンギュレーション[訳注2]が、大部分、主にグループの

早期の発達局面で生じること、最も強力に生じるのは最初の下位局面である逃避の局面、より少ないのは闘争の局面、そして唯一、全体としてのグループが私に関心を集中させるのは、変化に対する抵抗という困難な下位局面において、私をグループの失望の対象にする時である、ということであった。

　さて、私たちは SCT のグループの開始時に、機能的サブグループ形成を進めていくが、概ね次のように言うことで、セラピストの方を見ること、もしくはサブグループの方をみることで生じる葛藤を正当化し、それが明確に現れ出るようにする。「みなさんの目の片方は私を、もう片方はサブグループを見ていることに気が付いていますか？　グループの今の発達段階では、ほとんどすべての人がそうします（標準化）[4]。これはみなさんを、分かれ道 fork in the road、つまり選択へと導きます。みなさんは、セラピストである私との関係性に、自分が引きつけられることで生じる葛藤を探求することができます。また、一緒に作業をしているサブグループと、みなさんそれぞれの関係性を探求することもできます。」グループの課題として、トライアンギュレーションがあることがわかるようになると、全体としてのグループは、2 つの方向に引っ張られているサブグループを同時に作ることができる。この方法でアイコンタクトへの反応を取り扱うことは、潜在しているものを早期に明らかにして、依存をめぐる転移の課題に対し、グループが作業可能なレベルで接近できるようにするという、1 つの例である。

　これは、いかにグループの自然な力動（リーダーから目を離さない、といったような）が、機能的サブグループ形成の良い素材であるか、という良い例である。これで SCT のグループは当惑した状態になるというよりも、むしろ葛藤を同定し、探求することへの挑戦が起きるのである。そして、リーダーに依存しようとする衝動か、それともリーダーから離れ、メンバーそれぞれが関係を持とうとする衝動かという選択が、グループによってほぼ確実に枠付けされていく。それゆえ、グループのプロセスのかなり早期の段階で、グループはサブグループがコンテインする環境の中で依存について探求し、しかしそれは、この種の作業で伴いがちな困惑や恥ずかしさや、罪悪感を感じる体験をするのではなく、むしろサブグループが先に進める限り深く依存を探求していくのである。

機能的サブグループ形成は、人々が、お互いに異なっているもの differences を、ステレオタイプに処理したりスケープゴートにするのではなく、お互いに似ているもの similarities について、一緒になって探求するよう求めるという、システム・センタードの基本となるプロセスである。お互いが似ていて、同調 attunement や共鳴 resonance が感じられる、サブグループの心地良いまとまりのある雰囲気の中で、メンバーが自分たちの体験について探求すると、彼らは似ているものと同じくらいに、異なるものについても気がつくことができるようになる。それゆえ、サブグループの中で互いに異なるものを認識し、統合するプロセスでは、異なるサブグループの間にも、人間に共通する似ているもの（それ以前には否認されていたもの）があることが明らかになってくる。そうやって、一見したところは異なっているサブグループと、似ているところが認識されると、全体としてのグループで統合が行われる。

　機能的サブグループ形成の技法は、情報を識別し、統合しながら作業する方法を導入する以上のことをしていた。サブグループのメンバーが、発見の旅の中で、セラピストの解釈的な助言なしに自分たちの体験を探求する、まさにそのプロセスは、力動のより深いレベルの発見をメンバーが行うのを、セラピストとして観察する贅沢を私に与えたのである。（しかも、患者や被分析者が自らの無意識に入り込んでいくときにしばしば生じるような、恐怖を伴っていない。つまりサブグループは、カウチとはかなり異なる、抱える環境である。）私の体験は、グループや個人の力動についての講座を受けているようなもので、それらの力動は、自らの発見を語る先生たち（訳者注：ここではグループメンバー）から教えられた。精神分析家として、カウチの背後に座っていた時に私が持っていたのは、力動を解釈するという精神分析的理解の枠組みであった。対照的に、SCT のセラピストとして仕事を開始した頃の私の枠組みは、矢印と円であった。私がすでに知っているものと一見したところ似ているものの中に異なるものがあるのに気づくこと、そして、これら異なるものの中に新しい種類の似ているものを発見すること、SCT における私の理解は文字通りそこからもたらされた。

　また、機能的サブグループが存在するグループで構築された規範 norms と、ステレオタイプなサブグループ形成によって構築された規範とを、対比するこ

とも可能であった。グループ発達の各局面とその下位局面は、特定の種類のステレオタイプなサブグループ形成と、それぞれの局面で一般的に生じる、その局面固有の防衛的なコミュニケーションによって、特徴づけられることが明らかになった。機能的サブグループ形成を、ステレオタイプなサブグループ形成と置き換えることで、私がほとんど（すべてではない）のグループの特徴として、それまで当たり前とみなしてきた、ある種の行動化が起こらずに、グループは、発達のそれぞれの局面へと移行していった。たとえばメンバーが、衝動を行動化するよりも機能的サブグループの中でそれを探求した時は、IP（アイデンティファイド・ペイシェント）やスケープゴートを、グループが作り出すことは滅多になかった。このようにして、システム・センタードのグループである、ということを同定する規範は構築されるのである。

システム・センタードのグループ

システム・センタードのグループの開始直後から、セラピストはSCTの用語とSCTのグループに特徴的な規範を作り上げる手法を導入する。これらの規範は、理論と実践を橋渡しする4つの固有の手法によってもたらされる（Agazarian 1997）。グループの構造は、境界調整 boundarying という介入に左右される。グループのプロセスは、機能的サブグループ形成 functional subgrouping という介入に左右される。グループの到達目標の方向性は、方向付け vectoring という介入に左右される。システムの階層の構築は、文脈認識 contextualizing という介入、すなわち、それぞれのシステム（メンバー、サブグループ、全体としてのグループ）がいかに異なる到達目標を持っているか、さらには個体のシステムの到達目標とも異なっている、という気づきを育てる介入に左右される。

これらの手法を作り上げるプロセスの中で、いくつかの興味深い疑問が起きた。たとえば、階層の中のすべてのシステムが同形のもの（構造と機能が似ている）として定義されるなら、どのシステムの構造、もしくは機能に影響を及ぼしても、それが階層の中のすべてのシステムに影響するのだろうか？　そう思われた。メンバーとサブグループ、あるいは全体としてのグループのコミュ

ニケーションのパターンを修正すると、それはシステムのすべてのレベルにおけるコミュニケーションの規範に影響をあたえた。

　システムの階層は、メンバーのシステム、サブグループのシステム、全体としてのシステムの、3つのシステムによって定義される。サブグループは、全体としてのシステムという環境の中に存在し、またメンバーの環境にもなっている。そうすると、メンバーもしくは全体としてのグループよりも、サブグループに影響を及ぼすのがより効果的である、ということになるのか？　そう思われた。ステレオタイプのサブグループ形成の代わりに機能的サブグループ形成を導入すると、グループにとってもメンバーにとっても、作業の到達目標に接続するのが容易になった。

　すべてのリビング・ヒューマン・システムは、異なるものの識別と統合というプロセスを通して生き残り、発達し、変形する、という想定から、また別の疑問が生じる。この想定が意味しているのは、もし、個体やグループが、葛藤の要因となっている異なるものを識別し統合するやり方で、葛藤を扱うよう求められたとしたら、グループの葛藤に対する典型的な反応は変化する、ということなのか？　そう思われた。グループの中で作業を行う機能的サブグループのメンバーシップは、もしそうでなければ、標的になったり無視されてしまう異なるものを統合することを、グループにも個体にも可能にする。発見したことで最も驚くべきことは、スケープゴートを作る、すなわちグループの営みにおいては避けることのできない局面として、私がいつも当たり前に思ってきたことが、システム・センタードのグループでは、そうやって行動化するかわりに探求されたことである。

文脈認識、境界調整、サブグループ形成、方向付け
Contextualizing、boundarying、subgrouping、vectoring

　この章のここまでで、機能的サブグループ形成を発見した歴史をたどってきた。なぜなら、リビング・ヒューマン・システム理論（Agazarian 1997）から生み出されたすべての手法の中で、この手法をグループの中に普及することが、グループが「システム・センタード」であるかどうかにかかわらず、多

分、最も容易だからである。とはいえ、理論から作り出されて、システム・センタード・セラピーの実践に適用した4つの手法の中の、これは1つの手法にすぎない。4つの手法とはすなわち、文脈認識（階層の操作的定義）、境界調整（構造の同形性の操作的定義）、機能的サブグループ形成（機能の同形性の操作的定義）、方向付け（エネルギーの操作的定義、すなわち、システムを自動修正し、エネルギーを組織化し、目標指向であるというリビング・ヒューマン・システムの能力に、エネルギーを注ぐこと）である（注釈6参照）。

　これら4つの手法について、システム・センタードの実践の方向性を示すものとして、以下の段落で手短に紹介する。また、これらを実際のグループにどのように適用するかについては、SCTの手法が、入院患者に対していかに適用できるかを確認するために行った実験的グループで、私と出会った入院患者のグループの、セッションの逐語録を用いて明らかにする。（第2章参照）。

境界調整　*boundarying*

　リビング・ヒューマン・システムの理論における同形性とは、定義された階層の中にあるシステムが、同形性を持っていることを意味している。つまり構造と機能が似ているということである。このことは、2つの定義を必要とする。1つは構造について、もう1つは機能についである。機能的サブグループ形成における機能の操作的定義については、すでに前の段落で述べた。これから以下で述べようとしている構造は、空間と時間の中に存在する境界に関する定義である。ここで言う空間と時間とは、実際の目にみえる地理的な空間と、時計で計れる時間という意味、そして、グループの外側と内側の関係性において人が自分の中で認識している、過去、未来、現在の間に存在している心理的な境界、その両者のことである。

　システム・センタードの視点でいうと、トリートメントの境界は文脈によって定義される。グループの発達の局面という文脈の中でグループの力動を組み立てることをしないセラピストの場合、使える文脈はたった2つ、すなわち個人としての文脈と、グループとしての文脈である。グループの中の個人だけを理解しようとするグループセラピストにできないこと、それはサブグループの文脈の中に個人が存在し、全体としてのグループの文脈の中にも個人が存在

している、と認識することである。文脈という捉え方なしには、心理的な環境が物理的な環境とまさに同じくらい影響力を持つ、とはっきり理解することはない。

「個人」「サブグループ」「グループ」を、階層をなして相互に関連する3つのシステムとして考えるには、さらなる考え方の領域が必要だが、しかしそれは、現存する心理力動的な知見と矛盾しない。実際SCTは、理論を実践に適用する際に、心理力動的な考え方を多いに援用している。しかしシステムの視点は、個人とグループの、両方の力動をみるやり方を追加しており、それによって、グループと個人の力動を組み合わせた理解を、グループサイコセラピーの実践に適用できるようにしている。システムの考え方がもたらすさらなる様相は、「相補性」である。

相補性は、システムの考え方の基本的な方向性である（Agazarian and Janoff 1993）。陰／陽のごとく、それは常に分かれているが、しかし常に関連している原理を示している。SCTでは、二分することが有用な時にのみ、どちらも／どちらか、という観点から力動について考える。

たとえば、グループサイコセラピーについて考える時、確かに個人が成熟すると、その個人はグループとより成熟したつきあいをするようになり、またメンバーの相互交流が成熟すると、全体としてのグループも成熟する。そしてまた、全体としてのグループが成熟すると、より成熟したあり方がグループメンバーに求められる、といえる。

境界調整の手法は、現実の空間と時間の中において、現実のグループの構造を決定するだけでなく、コミュニケーションのプロセスにおけるノイズを減じるという、境界が持つ情報の透過性に影響を及ぼすこともまたその目的にしている。リビング・ヒューマン・システム理論（TLHS）では、システムは明快なコミュニケーションに対してはその境界を開き、ノイズに対してはその境界を閉じる、と想定している。これはSCTの発展において、非常に重要な理論的定義であった。それは、私がそれまで常にグループセラピーで使っていたアプローチ、すなわち、ある種の妥当なコミュニケーションを行う独自のやり方をグループが見出すまでの間、そのグループのあり方にそっていくというアプローチを、シンプルに裏返したのである。しかしそれが言外に含んでいる意味

は、逃れられないということである。より多くのノイズがグループに入ってくると、グループが明快なコミュニケーションをするのはより困難になり、そうなると、メンバーがグループで心の作業をするのもより困難になる。そのため、ノイズが境界を通過してグループに入ってくる*前*に、それをフィルターにかけて取り除いたり、グループでノイズが発生したら、できるだけ*速*やかにそれをきれいに片づける、という試みをするのがより効果的なやり方であろう。ノイズのコミュニケーションとは、社交的なおしゃべりや、漠然とした話、物語の語り、「でも but」を後に付け加えることで「そうです yes」から距離をとること、そういった、日常的に受け入れられている防衛的なコミュニケーションのことである。日常的に親しんだやり方として受け入れられているコミュニケーションの規範を、グループ開始の最初の数分間で変えることを決断するというのは、それまで私が常にグループでやってきたやり方を変えなければならないことを意味していた。私は積極的傾聴から積極的介入へと、やり方を変化させる必要があった。防衛的なコミュニケーションがなされるのを聞いたなら、それはできるだけ早く私に割って入れという、私への合図であることに、思いの外、短時間で私は気がついた。たとえば、「なぜなら because」のほとんどすべては説明を続けることであり、「そうです，でも yes, but」のほとんどすべては、他者のものの見かたに取って代わることである。介入の一形態として、割り込みを導入するというのは挑戦であった。すなわち、どのような介入をすれば、メンバーの好奇心が十分に高まって、割り込みが治療的な介入として体験されるのかということである。その疑問を解くのは、メンバーがその介入を実際に点検できて、かつ納得するような、割り込みの行きつく先を考えることであった。

　力動的および精神分析的なやり方である積極的傾聴を、システム・センタードのやり方である積極的介入へと変更することや、無言で解釈するというよりもむしろはっきりと尋ねることを学ぶために、私は患者にスーパーヴァイザーとして助けてもらいながら、多くの時間を費やした。1つの例として、Rose が相対するサブグループと結びつこうとした時に、私がした反応をあげると：

　　Rose：それを気持ちが出てくるのを待っていると呼ぶのか、私にはわか

らないわ。
　YA：あなたはどう呼ぶのでしょう？

　「あなたはどう呼ぶのでしょう？」と問いかけて患者にボールをパスするには、セラピストの役割をとる私のやり方を、完全に転換することが必要であった。積極的介入を学ぶ前の、心理力動的なセラピストの役割をとるならば、私は、私に抵抗する患者の転移の意味に注意を向けただろう。すなわち、彼女の今のこの反応と、過去の体験について、私は何を結びつけることができるのか、彼女の反応を、彼女の母親もしくは父親との関係性とより結びつけて作業する必要がある、と判断するのか、私自身の逆転移から私は何を学ぶことができるのか、である。（Rose との関わりにおいて、私は逆転移によって瞬時に警戒態勢をとるという反応をした。それはまるで、急に見張りの任務についたかのようであり、Bill の従順でないあり方に対し、それは長く強固にそうしてきた患者のすでに持っているあり方だ、という私のとった態度とはかなり異なるものであった。）

　積極的傾聴から積極的介入への変更は、患者の力動を理解し、賢明なタイミングで患者に解釈をする、それが私の責務であるというそれまでの治療的な立場の変更を引き起こした。私は、自身がうけたトレーニング、経験、知識に頼ることに馴染んでおり、また色々な事柄について、仲間と非公式に、もしくは公式のケース検討会で語り合っていた。（しばしば、私や私の同僚の方が、患者自身がすでに気づいているよりも、患者の力動についてより多くのことに気づいていると思い、そういう場合、私の気づいていることを患者が知るのは不適切であろう、と実際に私は信じていた。）私の逆転移の取り扱いに困難を感じた時は、そのケースをスーパヴィジョンに出すことができたし、自身がセラピーを受けることもできた。

　これは、SCT のセラピストとしての私の役割に求められるアプローチとは大違いであった。患者の目標は、私が気づくことにはすべて気づくというだけでなく、それを患者自身で見つけることである。SCT における私の責務は、患者が自らの現実を発見できるように、システム・センタードの技法や方法を患者が学習するよう方向付けることである。これには目的意識を持った頑健さ

が求められる。すなわち、行動化という防衛、もしくは防衛が生み出している症状に対しては、どんな自由もない状態に患者をとどまらせ、また患者が分かれ道 fork in the road にいる自分自身をコンテインし、どちらの体験を最初に自分が探求したいかを決断することができるようになったらすぐに、その選択を360度の自由度でもって行うような状態に、彼もしくは彼女を留め置くのである。

　これをするには、私が持ち合わせていない技法を学ぶ必要があった。私は、いかに集中し、かつ揺るぎない状態でいるか、つまり常に「私の目を、今、ここで、に向けて」、私の心理力動的自己の特質として生じる私自身の自由連想へと脱線しない状態でいるかを学んだ。(これは、治療における患者の作業に対して、私が自由連想をしないという意味ではない。それらは自由連想で「探索し、回収して」そこにあるというよりも、私の意識の中に「ただ訪れる」のである。)どの分かれ道を患者が最初に探求すべきかについて、最善なものを私が知るためのどのような考えも、私は諦めることを学んだ。このことは極めて困難であり、というのも、患者の力動を私が考えるやいなや、患者がどの選択をするのが適切なのかが自分にはわかる、という100％の確信を私が持ったからである。幸運なことに、転換期の数年間にわたり、何度も何度も繰り返し私が学んだのは、私の進む方向へと進むよう患者に影響を与えることは、心の作業として患者とともに携わり、作りあげている治療的なシステムにとって、患者も私も、何か重要なもの、新しいものを失うことになる、ということであった。

方向付け　*vectoring*

　システムのエネルギーについて論じる場合、「方向 direction」にかわって、「ベクトル vector」という用語を用いるが、それはベクトルが単に方向だけでなく、速度（推進力）と向かっている目的（到達目標）を示すからである。それゆえベクトルの概念は、SCT がエネルギーを概念化するやり方に、非常によく合っている。それだけでなく、ベクトルの概念は、SCT における分かれ道 fork in the road と、後述する力の場 force field（p.155）の考え方にもまた合うのである。

方向付けの介入のもう1つの重要なセットは、グループ、あるいは個人の体験について、それを脱病理化し、正当化し、人として当たり前のものにし、標準化し、普遍化する（SCT のいくつかある到達目標のうちの1つ）という観点で再枠付けすることである。

　方向付けの介入は、作業の目標を明らかにして、全体としてのグループ、サブグループ、そしてメンバーのエネルギーが、グループで心の作業を行う方向へと向けかえられるようにする。また方向付けの介入は、「分かれ道 fork in the road」の技法、すなわち自らの中にある葛藤のどの側面を最初に探求するか（説明ではない！）を選ぶようメンバーに要求することで、アンビバレンスや葛藤を中和する技法を成り立たせている。この要求する requiring という用語がここでは重要である。SCT では、最初に構造を設定するのはセラピストであり、それをした上で、その構造の中でどのように作業するかを選ぶよう患者に要求するのである。それゆえ、境界調整と方向付けとの間には相互作用がある。すなわち SCT のセラピストは SCT の規範を用い、患者を SCT の到達目標へと方向付けるのである。セラピストは境界を維持する責任があり、その枠組みの中で心の作業をすることを患者に強調する。しかしながら、枠組みの中で探求を行って、現実を検討することができるのは患者だけである。

分かれ道　*The fork in the road*

　分かれ道は、SCT の、一見したところ似ているもの中に存在する異なるものや、一見したところ異なるものの中に存在する似ているものを識別し、統合する時に治療的な変化が起きるという想定を、実行する技法である。この技法の強みの1つは、メンバーに、体験の2つの側面のどちらを先に探求するか、という選択を常に提示することである。たとえば、実験的グループでは、体験を探求するのか、説明することを探求するのか、という選択が導入された。説明をしたいという衝動を探求することにより、メンバーは、説明が彼らのすでに知っていることへと導く一方で、体験の探求は彼らがまだ知らないことへと彼らを導くことを発見するのである。まだ知らないことを発見すること、もちろんそれがトリートメントの到達目標である。分かれ道の技法によってメンバーは、アンビバレンスなどの、受動的で防衛的な認知の根底にある能動的な

葛藤、あるいは認知の歪みを探索し体験することが常に求められる。識別し統合することは、決して終わらないプロセスであり、また分かれ道の技法を使うことで、退行的な情報をあらゆる段階において意識に上るものに統合し、退行をうまく取り扱うのである。

　メンバーが、防衛に注いでいるエネルギーをそこから引き離し、分かれ道の別の方向へと向ける時、メンバーは自分が防衛しているものを探求できるようになり、また抑制力を弱め、推進力を増すのである。

　グループの注意を方向付ける際の、SCTのセラピストのチャレンジは、セラピストが示す方向が、グループがエネルギーを向けたいと思うであろう方向になるように、枠組みを作ることである。方向付けの介入は、メンバーの頭の中にすでに存在している地図とは違う枠組みを使って、現実を再解釈するのである。SCTにおいて重要なことは、メンバーたちの現実に対するセラピストの解釈が、本当にそうかどうかをメンバーたちが検証できるような形で、すべての解釈的介入が行われることである。こういった理由から、SCTのセラピストは、個人の心理力動の解釈をすることを避けようとするが、しかしそれが人として誰にでも共通に起こることに関しては、そういうものとして、個人と関連させて力動の枠付けを行う。

グループの発達局面

　グループに関する私の仕事の開始当初から、私はグループの発達局面、すなわち、グループが異なる時期に行う（また、行うことができる）異なる種類の心の作業を枠付けするものとして、グループの発達局面（Bennis and Shepard 1957）という文脈でグループの力動を観察した。そこには、自然発生的に集まったサブグループが持っているそれぞれに異なるテーマが、グループが発達する上で、ある局面から次の局面へと移行するためにグループが解決しなければならない課題と、直接的に結びついているという新しい発見があった。

　SCTが用いているグループの発達の図式は、BennisとShepardのグループの発達理論を基礎にしている。彼らが描き出した局面は、権威の局面 the phase of authority を通してグループの発達をたどるというもので、すなわち、

その最初に逃避 flight があり、次に闘争 fight、そしてリーダーをスケープゴートにするというグループの支柱ともいえる現象でそれは頂点に達する。権威に関する課題が、グループそのものが持っている権威に対して、グループが抱えている課題の置き換えであると認識すると、そのことは、リーダーに気を取られる状態からグループを解放し、2つめの局面へとグループが移動することを可能にする。移動した先での発達の作業課題は、互いの親密性の課題である。親密性の局面 the phase of intimacy では、分離個体化に対する防衛としての、魅了されること enchantment と幻想が打ち砕かれること disenchantment が取り扱われる。グループがその状態を理解する共通の言葉を発達させた時は、心の作業へと向かう推進力が、権威と親密性にまつわる防衛的抑制力よりも、強い状態になるのを可能にするようなコミュニケーション・パターンが構築されたということである。その時グループは、「作業 work」と名付けるのにふさわしい第3の局面に到達したことになる。

　Bennis と Shepard が、長年にわたって多くのグループを観察し、そこに現れていたものから発達の局面を学んだのとまさに同じように、私の場合は、グループの力動の現れ方が、心理力動的なグループとシステム・センタードのグループでは異なっていることを学んだ（Agazarian 1994, 1999）。

　私たちの観察の経験で両方のグループに共通していたことは、グループの発達の順序立てである。システム・センタードのグループの発達を長年にわたって観察するなかで、私が気がついて驚いたことは、グループの発達局面の順序立ては同じでありながら、それまで私がグループの発達プロセスに本来備わっているのが当たり前と考えてきた出来事が、明らかに異なっていたことである。それゆえ、システム・センタードのアプローチがグループをリードするやり方が、心理力動的なアプローチと単に異なっているというだけでなく、SCTのアプローチの効果が、明らかに異なるあり方で発達上の葛藤を引き出すということである。たとえば逃避の局面において、SCTのグループは大部分が従順であるが、それだけでなく、いかに現実検討をするかについても学ぶ。闘争の局面では、SCTのグループは、よりいっそう攻撃的で挑戦的になり、敵意、激しい憤り、怒りの違いについて探求する。権威への直面化が行われるグループの支柱ともいえる状況では、セラピストに対する強い嫌悪を感情的に体験す

ることを通じ、グループは陰性転移を効果的に認識する。SCTのグループでは、強い嫌悪と恐怖の両方を、サブグループで探求し表出することを通じ、メンバーは自分達の強い嫌悪を、セラピストとの関係性およびメンバーどうしの関係性の中に持ち込むことを学ぶ。そして互いの親密性の探求へとシフトすると、SCTのグループはその特徴を再び変化させ、関係性にまつわる個人的な深いあり方へと向かい、分離と個体化の作業を行うのである。

　これらの違いは機能的サブグループ形成だけによるものではない。境界において防衛を修正することが常に抑制力を弱め、本来備わっている推進力を、発達と変形に向かう方向へと解き放つのである。たとえば、逃避から闘争の局面へと境界を越える時、より受動的な防衛は捨て去られ、より能動的なものになる。これらの局面を経過したグループは、後にどのような力動が浮上してきてもそれを探求できるような、そして多くの発達の様相が再び生じてきた場合でも、それを入れておけるような作業の器ができている。この作業には勇気が必要である。空っぽになっていることを体験し、そして感情が戻って来て「むなしさ」が回復すること、防衛しない自己に身を投じるには、大きな動揺が避けられないことをメンバーは学ぶ。個人の、または個人間の投影に基づく表面的な転移に関しては、グループの発達の最初の局面で取り扱われ、依存の転移は2番目の局面で取り扱われる。3番目の局面で浮上してくるのは広範囲の転移であり、意識の許容量を、それぞれの個人とグループは永久に変化させる。システム・センタード・セラピーの発展のプロセスで明らかになったのは、すでにある局面が、次の局面へとシフトするのを促進するのが、境界調整であるということである。

　SCTにおいて、グループの発達のそれぞれの局面と、それぞれの局面で通常現れてくる固有の防衛の修正には、重要な結びつきが形成されている。これは成り行き任せの結びつきではなく、それぞれの局面に潜在している力動によって、特徴的に引き金が引かれる固有の抑制力（防衛）があり、そして、そのどれを、いつ減らすのかという系統的なトリートメントプランがあり、それに基づいて、グループが生き残り、発達し、より単純なものからより複雑なものへと変形するための、本来的に備わっている推進力を解き放つのである。

　1980年代後半、私はかつての自分の認識に基づいて、もはやグループをリー

ドしていないこと、また、私が認識していたそういったグループの側面は、違う形でグループに現れることに気が付いていた。たとえば芽を出しかけたSCTのグループで、私のかつてのリーダーシップ体験から予測されるような、IP（アイデンティファイド・ペイシェント）に自発的になる人が、逃避の局面の主役として登場することはなかった。その代わりグループは、依存の葛藤が持つ2つの側面についてサブグループの中で探求し（そうでない場合には、IPを選出するという形で行動化される）、機能的な依存が発達するための土台を築いたのである。どのグループメンバーも、闘争の局面において互いを標的にしたり、スケープゴートにするようなことはなかった。その代わりサブグループでの探求は、メンバーが報復的な衝動を体験することを可能にした。すなわちそれは、サディスティックな復讐の幻想において、喜びと恐怖が対になった反応をメンバーが体験することである。そしてさらに、生き残るための人間の活力がもつ強さ、それと私たち人間が、自分たちの強さではなくどれほど簡単にサディズムを発動してしまうか、ということへの深い思いやりcompassion、その両者をコンテインできるような状態へと近づくステップを進むのである。実験的グループでは、準備段階の心の作業がなされたにすぎないが、しかし非常に充実したものであったし、グループがその後の挑戦に耐えうるために、いかにしっかりと基礎固めがなされなければならないかをうまく描き出している。

　この試行錯誤の期間から私は2つのことを学んだ。もし境界調整という構造を維持するならば（システムのすべてのレベルにおいて、情報に対する境界の透過性を適切なものにする）、全体としてのグループそれ自体が、潜在する、個人およびグループの力動を発見するだろうし、そしてそれは、今まで私が解釈の必要があると思い込んでいたものである。2つめの発見は、防衛的なコミュニケーションに割り込む技法は、グループの発達を抑制する力を弱めるだけでなく、同時に、システムのすべてのレベルにおいて、生き残り、発達し、変形する方向へと向かう、本来的に備わっている促進力を解き放つということであった。

　アプローチのこういった変更の多くは、それをセラピーグループに導入する前に、私が持ついくつかのトレーニンググループで試していた。これらの介入

を行った数ヶ月の間は非常に大変であり、トレーニングを受ける人たちと私は、作業のパートナーシップをとりながら、転換期に生じる乱気流からいかにして生き残るかを学び、また、グループの新しいリードの仕方や探求の仕方が同時にグループに導入された時に、何が起きるかについて発見し、学んだ。この旅が私たちをどこにつれていくのか、わからないまま私たちは出発した。未知への入り口 the edge of the unknown は、しばしば私にとって純粋なカオスのように感じられたし、それらのすべてがあまりにも容易に、私たちがグループというよりも、むしろ怪物を創り出しているのではないかという恐れになった。しかしながら、カオスから少しずつ構造が現れてきた。介入と変化の関係性が形になり始めた。防衛修正におけるSCTの階層が発見され、一定の形が与えられた。その主な利点は、ある1つの防衛を修正するプロセスで必要となるスキルが、同時に、その次の防衛を修正する時に必要なスキルの基礎を作るということである。防衛修正のスキルができて構造化が進むと、カオスの噴出は少なくなった。防衛の修正は、単純なものからより複雑なものになるという、自然の秩序があることがわかり、この秩序はすべてのシステムの発達の局面、すなわちメンバー、サブグループ、全体としてのグループにあてはまることが明らかになった。それゆえ、ある局面もしくは下位局面において生み出された防衛を修正することは、その特定の発達局面でなされるべき重要かつ特別な心の作業を行うのを容易にするだけでなく、しかるべき次の局面へと移行することもまた容易にするのである。

防衛修正の階層
Hierarchy of defense modification

　トレーニンググループのメンバーと行った、たくさんの思索や、実験、探求をもとに、SCTの防衛修正の階層は定式化された。そして2つの重要な成果があった。1つめは、個々の発達局面での一般的な防衛は、修正が比較的容易だということであった。つまり、より発達が先に進んだ局面に属している防衛を、そこまで発達が進んでいない局面で修正しようと試みるのは難しいということである。2つめは、順序立てて防衛を修正することにより、どの修正

において求められるスキルも自然と成長し、それまでに求められていたスキルを超越して次の段階で求められるスキルのための基礎を敷くということであった。たとえば、不安を喚起する思考 anxiety provoking thoughts を打ち消すと、その思考で気が散って見えなくなっている現実を、メンバーは探求できるようになる。すると次にメンバーは、その人の緊張を高めている悲観的な予測 negative prediction をやめて、自らを探求したり緊張を緩めたりすることができるようになる。緊張を緩めること undoing tension は、再び緊張することもなく、あるいは身体的な体験（たとえば欲求不満体験）をコンテインしておくのがあまりにも不快であると信じ込んだりすることなく、身体的な体験を探求する道を開く（実は多くの場合、不快なのは欲求不満による緊張であって、欲求不満そのものではない）。これらのことや、ここに至るまでの様々な発見は、すべての人たちを驚かせた。たとえば不安 anxiety とワクワクする興奮 excitement の違いは、時には単なる言葉の違いである。そして緊張や悲観的な予測が伴っていなければ、多くの場合、欲求不満は、シンプルにエネルギーがあって、これから取り組むことへの準備ができている、という体験である[5]。

　最終的な成果は、システム・センタードのグループサイコセラピーを実践するための青写真、すなわち、それぞれの発達の文脈において、セラピストが「いつ何をするか」という手引書と、それぞれの局面に特有な抑制力や、防衛、それらが生み出している症状を予測し、かつ同時に修正するトリートメントプランであった。私たちは、実際、セラピーには自然な流れがあることを見いだした。現実を歪めたり不安を生み出している思考、すなわち不安を喚起する思考を解消し、認知の現実検討能力を回復させることは、感情の身体的な体験と、心の結びつきを回復するよりも前に必要な、最初のステップであった。心と身体の結びつきを回復することは、感覚的に理解している体験と知的に理解している体験との境界を、より透過性のあるものにするだけでなく、エネルギーが、人ならば誰もが持つ欲求不満や葛藤の理解のために使われないで、誤って身体へと注がれた時に生じる身体症状や緊張を減じるのである。欲求不満に対するより強い忍耐力や、衝動を行動化するかわりにコンテインする能力を高めておくことは、次のステップに進むために必要な条件であった。そして次のステップは、抑うつは自らに向けられる報復衝動であり、サディズムは他

者に向けられる報復衝動である、という結びつきが形成されるステップであった。そしてこれは、抑うつの解消と、サディズムや残りの防衛の階層を探求するための基礎を効果的に築いた（表3.2、p.174参照）（Agazarian 1997）。

SCTのトリートメントプラン

　SCTのトリートメントプランは、あらかじめ同定した局面を順序だてて並べたもので、局面のそれぞれが、トリートメントの到達目標へと向かう、いわばステップのようになっている。SCTでは、すべてのリビング・ヒューマン・システムは、生き残り、発達し、変形する方向に向かう生来的な活力を持っているのを前提にしており、グループセラピーのために、メンバーのシステム、グループのシステム、全体としてのグループのシステムが定義されている。また、発達するには変化が必要であることも前提にしているが、ここで言う変化とは、すでに知っていることから抜け出して、未知のものを探求するという意味である。人は誰でも、未知への入り口に立つと、好奇心と、感覚的に理解しているが言葉にならないものを体験する。

　好奇心がうまく発動されると、感覚的に理解しているが言葉にならないものは、推進力にかわり、新しい発見への扉が開く。好奇心は変化のための活力を提供する。感覚的に理解しているものが恐怖と間違われたり、不安に変形された場合には、変化に対する抵抗が生み出される。グループが発達する際に、メンバーが突きつけられる変化が大きすぎなければ、変化への抵抗は比較的容易に減少する。変化が大きすぎる時には、変化への抵抗が増す。SCTは、グループとそのメンバーが新しい発達の局面へと入っていく前に、もしくは古い局面を離れる前に、変化に対する準備状態を育てておくことをかなり強調することで、この課題に対処している。

　SCTでは2つの判断基準で、変化に対する準備状態をアセスメントする。1つめは、メンバーが、自分自身とグループの治療的な発達に、抑制力をもたらす防衛や症状を、修正するためのSCTの技法を学んだかどうか。2つめは、その時点でのグループの発達局面に本来的に備わっている葛藤を、コンテインし、探求し、統合できるぐらいまで、十分にSCTのサブグループ形成の

スキルが定着しているかどうかである。各発達の局面に特有なグループの力動がコンテインされるなら、グループは、コントロール不良の退行が突然起こる危険を犯すことなく次の局面にシフトできる。

SCTの作業が成功したという成果の基準は、感情的知性や常識、ユーモアが増すことである。このことは、分かれ道を認識し、それを扱う能力を発達させることを通じて獲得される。その分かれ道とは、防衛に向かう道と、今、ここでhere-and-nowの現実の中に存在する葛藤、衝動、感情という、それらをコンテインしてうまく対処することが求められるものへと進む道の、分かれ道である。

システム・センタード・セラピーとSCTの実験的グループ

SCTでは、境界を越える時にはいつでも何らかの乱気流が当然起きると考えている。すべてのセラピストは、グループの開始時に、自分で境界を越えなければならないが、その時により乱気流を体験するか、それとも少なくてすむかは文脈によって変わってくる。この事実の何が面白いかというと、個々のグループミーティングのプロセスにそういう衝撃を与えるもの、それがグループの始まりだ、ということである。だからある意味、他の形態のグループセラピーが、グループそれ自体がグループを作り上げていくのをセラピストが座って待っているのとは違い、システム・センタードのセラピストは、自分の個人の境界で生じる乱気流を、なんとかうまく取り扱う準備をしなければならないし、それと同時に、グループにおける境界や境界調整に、うまく対処していく必要がある。入院患者によるSCTの実験的グループを開始するという状況は、私にとってかなり特別な挑戦であったし、また多くのことが懸かっていた。

第2章の逐語録は、真新しいグループの最初の1時間半を収めており、この逐語から読者は、始まったばかりのSCTのグループで何が起こるか、その感触がよくつかめるはずである。しかしSCTのグループが、ある発達局面から次の発達局面に進む時に、どんな風に特徴を変えていくかについてはわからないと思う。また、始まったばかりのシステム・センタードのグループは、リーダー中心のグループと非常に似通ってみえるけれど、それが最後には、全

体としてのグループに非常に似通ったものに見えてくるのに接する機会もないだろう。この場合の全体としてのグループとは、グループが、特定の防衛を解消するのに困難を抱えたり、潜在するサブグループを同定するのにトラブルがあったり、未知のものへと進むステップで、感覚的に理解しているが言葉にならないことが、あまりにも大きすぎたりする時にだけ、リーダーが役に立つグループのことである。

　読者は、私がいかにしてシステム・センタードのグループの始まりのほんの数分のところから、SCT のグループに特徴的な規範を構築すべく、SCT の用語と手法を導入するかがわかるだろう。また、システム・センタードの規範[6]が発達するために、グループの中に設定が必要なトレーニングのステップと、個々のメンバーと行う心の作業が、いかに同時進行しているかがわかるだろう。それゆえ、心の作業をする個人は、それがその時のグループの発達にとっても、その人個人の発達にとっても妥当性がある、という基準で選ばれる。

Notes

注釈

1. タヴィストック Tavistock モデルは、英国のタヴィストック研究所で開発されたもので、Wilfred Bion の仕事を基礎にしている。タヴィストックのグループは、メンバーに対してよりも、全体としてのグループに対して解釈を行う。米国の同様の研究所としては A. K. Rice 研究所がある。
2. 実際、私たちが再発見したことは、個人が機能していなければいないほど、自分が属しているサブグループで行っている作業と、別のサブグループが行っている作業との識別が難しくなるということである。羨望や嫉妬深さの類について「別の」サブグループが探求しているときには特にそうである。これは別に驚くことではない。しかし何が驚きかというと、物事を個人的に捉えることについて、その体験をコンテインし、話し合うことを求め続けると、より敏感な人々は、物事を「ただ」個人的に捉えたりしない能力を高め、物事を個人的に捉えることが、どういうことかわかっている人たちのサブグループで、その耐え難い痛みについての話し合いが行われるように思われることである。
3. 最もよく知られた、人より優位に立つ／下手に出る one-up／one-down の関係性は、上下関係を言外に含みこんだ、社会や集団内のあらゆるステータスの関係性である。あまり知られていない、人より優位に立つ／下手に出るの関係性の密や

かな形態は、姿勢や口調、振る舞いによって誘発されるものである。
4. 標準化は SCT において重要な技法である。これは、人間に生じるすべての力動は普通のことである、とはっきり正当化し、それが病的であることを含むような、どんな解釈も意図的に差し控え、あるいは、やめさせる技法である。その目的は、すべての人間の衝動を探求することの正当化である（そうすることで、衝動があまり行動化しないようにする）。
5. 発達局面と SCT の関係について、より徹底的な探求に興味のある人には、次の文献が参考になる。Agazarian 1994, 1999, Agazarian and Peters, 1981.
6. 私がこれまで論じてきたように、これらの規範は、リビング・ヒューマン・システム理論（Agazarian 1997）を実践に適用した4つの特定の手法によってグループに構築される。グループの構造は、境界調整 boundarying の介入を通じて、グループのプロセスは、機能的サブグループ形成 functional subgrouping の介入を通じて、グループの到達目標への方向付けは、方向付け vectoring の介入を通じて設定される。また、システムの階層を構築するのは、文脈認識 contextualizing の介入、すなわち、いかにメンバー、サブグループ、全体としてのグループの「システム」が、個人のシステム（新しいグループに加わった時の、個人の体験あるいはその人が自分個人に引き付けて捉えている体験）と、異なる役割と異なる到達目標を持っているのか、という気づきを発達させる介入を通じてである。

訳注

1. 音節は、言語における音の単位のことで、イド id が、言葉になっていない、たとえば「あ！」「おぅ！」などの 1 音節の語で表される欲望 want と交流している、という意味である。
2. トライアンギュレーション triangulation は日常語では三角測量と訳され、道路の測量などで用いられる方法である。質的研究の分野ではトライアンギュレーションとカタカナで表記し、得られたデータをもとに推論を行う際に、その推論について2つ以上の観点から検討し、推論の妥当性や確からしさを確認する手段のことである。本論ではグループメンバーの視点を基本としてそれがグループセラピストに向かう、もしくは他のグループメンバーに向かう、その 3 つの視点について述べていると考えられる。

第 2 章
SCT の実験的グループの逐語録

　本章では、1994年にフィラデルフィアの Friends 病院でボランティアの患者を募って行われた 1 回限りのグループについて、その全逐語録を提示して検討する。システム・センタード・セラピー（SCT）が、実践でどのようなものになるかを知りたいと思っていた人たちのあいだで、今回、開始から終了まで 1 時間半のセッションを逐語で示してあるグループの機会を持とうということになった。このグループの目的は、システム・センタードの手法を入院患者に適用した場合にも、外来患者やトレーニングを目的としたグループで行うのと同じ結果になるかどうかを確かめることだった。入院して 1 日から 5 日の入院患者 7 名と、過去に入院歴があり現在は外来患者のグループに参加している 2 名の患者がボランティアとしてグループに参加した。セッションは映像で記録され、また、私の友人のセラピストたち、他の病院や個人開業をしているセラピストら数名が見学のためにやってきた。これはテストだった。私は入院患者に対して SCT がうまく機能するのかどうか、そして、実際、患者も私もグループの作業にストレスがかかる状態におかれる中で、SCT が機能するかどうかわからなかった。結局、今思えば、実際にそうであったよりも、より強いストレスを私は感じていたのだ！

　私は、それぞれの患者の生活歴も診断も何の予備知識もなくグループにのぞんだ。私が知っていたのは、グループのメンバーは 6 人から 9 人で、女性と男性の両方がおり、薬物療法をうけている人いない人、その病院のまだ新しい患者とそうでない患者がいるということだけだった。未知への入り口に立っている状態をコンテインしていることが、どれほど重大な瞬間であるか、みなさ

んにも想像がつくだろう。未知、すなわちグループが SCT にどんな反応をするかわからない、グループがカメラやマイクロフォンにどんな反応をするかわからない、グループがグループを観察しているスーパーヴィジョングループのメンバーにどんな反応をするかわからない、そして多くのことが懸かっている状態に私がどんな反応をするかもわからなかった。

　私は時間どおりにグループを開始し、そして数分後、自分がそのワーキング「グループ」に没頭しており、またその感じや体験は、私がそれまで仲間たちの前で色々と実演してきた、こういったたぐいの新しいグループとほとんど変わらないことに気がついた。振り返ってみると、私は「舞台にあがって」グループセラピーを実演する、多くの機会が与えられてきたことに感謝しているし、グループをしている時にあがってしまうことも、それほどないことに感謝している。だからといって、このグループを開始した時に、私が神経質になっていなかったとはいえない。1つ私が気づいていたことは、グループで人々が話していた言葉や詳細について、私の記憶がいつものようにはっきりとしないこと、メンバーの発言をぴたりと当てはまる言葉で返したり、SCT において非常に有用な動きをもつグループ・プロセスを、思い起こして再度実行することが困難になっているということだった。そのことはなるにまかせ、私たちは自分たちにできる最善のことをした。

　これを根拠のしっかりしたテストにするには、「セオリーどおり」グループを行うことが重要であった。それゆえ、私が SCT の手順にそってやっていることが、読者はおわかりになると思う。私たちは外側（カメラやライトや人々）からグループの内側へと境界を越えて、不安、興奮、平穏、好奇心、孤立、「モルモット」になったような、そういった感じをともにした。私たちは3つの質問で不安を打ち消して、過去や未来への逃避を、今、ここで *here-and-now* 、の方につなぎ止め、それから「新しいグループで、*未知への入り口に座っている*」もしくは「どうすれば良いかすでに知っていることを繰り返す」、そのどちらを選択するかという、*分かれ道 the fork in the road* の技法を導入した。

　患者は惜しみなく、反応が良く、そして理解があり、また現実にとどまって心の作業をするという、実際、非常に難しいと彼ら全員が認めた作業に、互い

が協力して取り組んだ。私たちは最後に、満足と不満足を出し合って力の場 force field を確認し（Agazarian 1997）、グループ（全体で約90分間）を終えた。私たちは、それぞれの満足について、それを次のセラピーグループで「もっとやることは何か」の手引きとして見直した。それぞれの不満足は、やりたいと思っていたのにやらないでいたことにがっかりした、という視点で枠付けし、そして、次のセラピーグループでは「よりやらない」でいられるような、作業を邪魔する「小さなことを1つ」探した（弱めるのが一番簡単な抑制力を弱める）。グループは勇気づけのフィードバックとともに終了し、メンバーたちは部屋から去り、その後、外でサブグループを続けた。私とグループの見学者はすべて引き上げた。私にとってそれは、ともに作業するという、リビング・ヒューマン・システムの畏怖に満ちた体験であった。大きな満足は、この体験グループのプロセスが、病院スタッフをメンバーとして、その頃まさに開始したばかりの体験的なトレーニンググループのプロセスを、そのまま映し出したことであった。それゆえこれは、SCTがやると言っていること、および、それが母集団やコンディションが変わっても、常に変わらずやれるのかどうか、ということを再確認するテストにもなった。

　患者と私は部屋の中心に円形になって座った。次に示すのは、彼らがどんな人に私にみえていたのかを短く表したものである。プライバシーに配慮して名前は変えてある。

SAM は私のすぐ左の人物。Sam は痩せていてかなり骨ばった男性で、心配そうに神経質な物腰で、手ぶりをさかんに入れて、とぎれとぎれになりながらためらいがちに話す。彼は自分が話す時や話しかけられた時はいつでも上手に関わって、友好的なほほえみをたたえ、すぐれたユーモアのセンスを持っている。

AL は Sam と Bill の間に座り、私の2つ左の人物。Al は黒髪でがっしりとした男性で、彼自身の強迫的な防衛について話せるし洞察力がある。彼は時折、最大限の注意を向けて、好奇心や関心のある反応をグループに示すが、そうでない時は引きこもり、何かに心を奪われている、もしくは抑うつ的である。多

分、薬物療法をうけている。

BILL は Al と Josh の間に座り、私の 3 つ左の人物。Bill は下腹が大きくて、偉そうな感じのするずんぐりとした男性である。彼には明確でかなり合理化された持論があり、論理的に自分の言い分を主張する。彼は防衛の手段として物語の語り story-telling をし、また対立的にも協力的にもなり得る。

JOSH は Bill と Nan の間に座り、私のほぼ真向かいにいる。Josh はグループやリーダーを観察する鋭い知性の持ち主、という印象である。グループのプロセスに強烈な好奇心を持ちながら、同時に当惑しているようにみえる。彼は yamaka[訳注1] をかぶり、髪をポニーテールにしている。彼は自分が腑に落ちるまで、何事も受け入れなさそうである。残念ながら、彼が感情的知性を使うことはなく、それゆえ、今、ここで、に注意を向けるよう求められると困ってしまう。

NAN は Josh と June の間に座り、彼女もまた私のほぼ真向かいにいる。Nan は、人に気に入られるかどうかを気にしている、ぽっちゃりした子ども、といった印象である。彼女は椅子の背に大の字に寝そべったようにもたれて座り、足は床から離れ、グループのことはほったらかしである。彼女はグループで自分から何かを始めることはないが、彼女が集中するようセラピストが手助けすると、それには反応できてグループに関わってくる。彼女の主な防衛は、それまでの治療で磨きがかかったらしい「語り草」である。彼女は感情を表面で閉じていて、多分、容易に「あふれ出る」。そして多分、彼女の理解では、感情があふれ出ることが治療的だと思っている。

JUNE は Nan と Pam の間に座り、私の 4 つ右の人物。グループでの June の反応はゆっくりで、あまりグループに入ってこない。彼女はくつろいでいて満足し、どこか焦点の合わない感じがある。そして眠そうにしている。彼女の気分は多分、薬物療法の影響である。このところの穏やかな幸福感は、いかに自分自身を好きになるかを学んだからだと June は信じて疑わない。

PAM は June と Jane の間に座り、私の 3 つ右の人物。Pam は精神科医の診察があったためグループに遅れてやってきた。彼女はグループの中で「世慣れた」感じのする、機敏で小柄な女性である。彼女はそれほどグループに入ってこないが、めいっぱいの注意でグループのプロセスを追い、意見は明瞭である。

JANE は Pam と Rose の間に座り、私の 2 つ右の人物。彼女は華奢な女性で、ある時はかなり漠然として要領を得ず、またある時は集中して明瞭である。彼女の身体言語 body languages は、受動的で、無力で、黙って反抗しているものから、活動的で協力的なものにまで幅がある。彼女が曖昧な言葉で他者を煙に巻いて自分を隠す、といったことをしていない時は、自分や自分の意見を主張することができ、それはしばしば私のものとは異なっている。

ROSE は Jane の隣に座り、私のすぐ右側にいる。Rose は冷静で自分に自信があり、物事に対して疑り深そうな、魅力的でスリムな女性である。彼女はどこかお高くとまった感じと、反対に、打ち解けて自然な感じの両方を揺れ動く。彼女は明瞭に話す能力がかなりあり、グループで何が起きているか承知している。つかのま抑うつ的、あるいは何かに心を奪われているようになる時がある。

```
                    ROSE
         JANE                 YA〔著者〕

         PAM                  SAM

         JUNE                 AL

            NAN         BILL
                 JOSH
```

　これから示すのは、これらの患者がグループでお互いに、そして私と一緒に行った作業の、できる限り忠実な逐語録である。

グループの始まり

　すでに私は円形に並べた椅子の1つに座っており、そこに患者が入ってきて席につく。広い部屋の中央に椅子が置かれ、その周りをカメラ、マイク、ライトが取り囲んでいる。部屋の入り口とは反対側の角に、観察者としてSCTのスーパーヴィジョングループのメンバーたちがいる。患者が着席し終えると、私はグループを開始し、全体を見回しながらグループに語りかけ、何人かのメンバーとアイコンタクトする。

> YA：さあ、いいでしょうか。まず最初に、みなさんがこのグループに参加して下さったことに、心からお礼を言いたいと思います。このやり方を、私が病院の中で使うのは、今回が初めてです。そういう意味で、私たち全員が先駆者です。ボランティアになって下さったことに心から感謝します。

　開始したばかりのグループで私が最初に話しているのは、ある文脈への導入である。つまり、これは実験的なグループであり、私たち全員が参加者だ、という現実である。そしてこれは、自分たちが共有している体験を認識する最初のステップであり、SCTの機能的サブグループ形成の手法における基本である。

機能的サブグループ形成

　似ているものに関してメンバーを集め、サブグループを形成していくことを通じて、システム・センタードのグループが生み出される。今回のグループに参加することでメンバーが体験している一般的なテーマから、私がいかに似ているものを引き出しているかが以下でわかるだろう。けれども、言語的なサブグループ形成を促す前に、最初にすべてのメンバーがお互いを見ることができるかを確認し、非言語的なサブグループができあがる環境をセットする。話す

時にお互いを見るよう促すことは、自分たちが話していることや、自分のサブグループに誰がいるのか、その両方に注意を払う促しになる。異なるものによって分かれるよりも、アイコンタクトを維持すること、似ている物に関して結びつくこと、それが機能的サブグループ形成における基本的な2原則である。SCTのリーダーは、新しいグループの最初の数分間で、機能的サブグループ形成を設定するが、それはグループ内のコミュニケーションの規範を設定することであり、他の種類のグループの始まりとは明らかに異なるものである。

> YA：最初に、皆さんそれぞれがお互いを見ることができるかどうか、確認しましょう。さあ、みなさん、メンバーみんなを無理なく見ることができますか？　グループの輪の外にいる人のことではありません（観察者のグループに言及する）——外の人については少し後で取り上げます。

話したように私が自分の椅子を動かして模範になると、実際、何人かの患者が椅子を動かす（そうする必要があるかどうか確認もせず、彼らが椅子を動かす場合があるが、それはお互いを見るという本来の目的よりも、むしろ「リーダーに追随する」ためにそうするのである）。このわずかの時間の行動には2つの重要な含みがある。1つめは、グループが協力的だということ、つまり受動的抵抗によって、じっと座って動かない、ということはなさそうである。2つめは、リーダーに従順だということである。

リーダーに従順な状態が続くのは、グループにとって機能的でないのは言うまでもない。しかしながら、始まったばかりのSCTのグループでは、SCTのグループを作る規範をグループが発展させるのに、必要不可欠な行動の規範をSCTのリーダーが導入し、設定するのを容易にするという意味で、リーダーへの従順は機能的である。

メンバーが椅子を動かすと、空席の隣に座っているJaneが空席を指さして、私の方を見る。私の応答は：

> YA：まだメンバーがいて——誰か遅れて参加すると思うのですが——

ちょっと良くわかりません…（グループは、彼女が主治医のところにいると私に教える）。そうですか。彼女は今、主治医のところにいるのですね。

境界：内側と外側を分けるもの

　　YA：まず最初に、みなさん、今どんな感じですか？　ここにいて、私とこういう場に参加して、外から見ている人がいて、カメラが目の前にあって。どうでしょう？

　私の質問は、現在の文脈の確認であり、またリーダーとグループに協力して最初のステップに取り組むよう、メンバーに求めるものである。すなわち「今どんな感じですか？　ここに私と一緒にいて？」と。これら最初のちょっとした時間を使って、私は今の現実世界の文脈を確認し、グループの場を設定しようとしている。現実を正当化することは、曖昧さを少なくし、曖昧さを減らすことは、不安を減らす作用がある。
　それは、グループの「外側」にある現実を明確にして、外側から内側へと境界を越える作業が始められるよう意図した言葉の投入である。現実とは、このグループのメンバー9人（8人はすでにいて、あと1人はこれから来る予定）が、部屋の中央に円形になって座り、カメラとカメラクルーに囲まれていて、病院のスーパーヴィジョングループのメンバーが部屋の一角に座り、グループのこの最初の10分の間、ずっといるメンバーが誰で、遅れて来るのは誰かということである。
　「ありのままを話す」というのが、すべてのSCTグループの基本であり、それは、今を生きる、ということへの最初のステップである。SCTでは、これを「境界を越えて、今、ここで、に入る」と呼ぶ。SCTでいう境界とは、空間と時間についてイメージで線引きすることを意味している。空間の境界は、グループの内側とグループの外側との境目を示しているが、これは椅子が規定している現実の空間だけでなく、グループメンバーが何に注意を向けているかによって規定される心理的空間のことでもある。メンバーが、グループの

作業に注意を保持できるかどうか、それによって、どれぐらいのエネルギーが心の作業に使えるかが大きく違ってくる。時間の境界もまた、時計が刻む現実の時間と、過去、現在、未来という、時間を超越した心理的な世界の両者に存在している。

　自身のストレスに反応して私がやり損なったのは、グループに、現実の時間の境界を伝えることである。つまりグループの終了時間が何時で、どのぐらいの時間、私たちは作業しなければならないかである。グループの開始時に時間の境界を設定することは、SCT が、グループの構造を作り上げるやり方の1つである（そのことを私はスーパーヴィジョンでいつも強調している）。時間の境界という構造を作り損ねたおかげで、私は無用な曖昧さをグループに残してしまう。[1]

　グループで次に何が起きるのかということは、入れ子になっているグループの発達局面の中で、自然の順序立てにそってグループにどのような防衛が生じてくるか、という生きた例である。その順序立てについての観察を重ね、*防衛修正の階層 Hierarchy of Defense Modification* が開発された（表3.2、p.174参照）。不安は SCT で最初に修正される防衛である。不安を生み出す考えや、不安を喚起する思考は、始まったばかりのグループを、多分、最も妨げる防衛である。

　　YA：まず最初に、みなさん、今どんな感じですか？　ここにいて、私とこういう場に参加して、外から見ている人がいて、カメラが目の前にあって。どうでしょう？
　　Group：神経質！（あるメンバーが言う。）神経質。（別のメンバーも言う。）
　　YA：神経質。（私はメンバーの言葉をそのまま繰り返して正当化する。）
　　Rose：私は気にならないわ！
　　YA：あなたは全く気にならない。そうですか。

　発言をした人が、その発言に反応した人にちゃんと同調されているかどうかは、発言の中のちょっとしたことが手がかりになることに注意してほしい。私

が付け加えた「全く」は、Rose への同調に失敗している。

 Group：ワクワクする。（４人目が言う。）
 YA：気にならない――それと――ワクワクする。（*私は後半の2つの発言を受け取ったことを伝える。*）えーっと、「神経質」が2人、「ワクワクする」が1人…
 Bill：気にならない。
 YA：じゃあ、あなたは Rose と同じボートに乗っているんですね。

　私は SCT の機能的サブグループ形成の「ボート」という比喩的言語を導入し、視線とゼスチャーで2人のメンバーを結びつける。

　機能的サブグループ形成は、システム・センタードのグループを作り上げるための重要な要素である。またそれは、メンバーにとって大いなる挑戦でもある。というのも、異なるところをみつけて、距離をおいて個人の安全な場所にとどまるよりも、似ているところをみつけてお互いが結びつくことが求められるからである。メンバーは新しいやり方で他者と交流することが求められ、それは快適で慣れ親しんでいるものへの挑戦である。

 Bill：僕はテレビの生放送に出演して…
 YA：ええと、あなたには、何かもっと重要なことがあるんですね。（*私は神経質に笑う。*）

　「もっと重要な」という形容詞を付けたことで、また1つ同調に失敗したことに私は気づく。（グループの抵抗をコンテインするサブループに Bill と Rose がなったのは、明らかに偶然ではない！）私は Bill が「物語の語り storytelling」という、よくある防衛を使おうとしていると推測し、物語の語りがグループの中で定着する前に、彼の話をさえぎろうとしていた。[2] 私がしたように悲観的な予測に基づいて動くというのは、実際のところ、他者への同調から離れ、自分自身への同調に向かってしまう。

機能的サブグループ形成の導入

  YA：さて、今、「神経質」が2人、「ワクワクする」が1人、「気にならない」が2人ですね。他の人はどうですか？
  Sam：「実験のモルモット」1人（*彼は肩をすくめて両手をあげる*）。
  YA：「実験のモルモット」1人（*反射的に笑って*）。

 私は言葉を支持的に返すことで、ストレスの少ない雰囲気を作り出そうとしている。そして、「実験のモルモット」という複雑な意味合いを持つ冗談には、暗に含まれる言葉の意味に焦点づけるより、笑ってその場の雰囲気を軽くしている。

  YA：「実験のモルモット」が1人、それから…（*グループを見回して*）
  Al：好奇心！
  YA：好奇心。

 個人的に私は、グループの反応の良さと、その反応が、好奇心を持って未知の世界に入っていく状態である、とSCTが判断する基本的な基準、それを自然に満たしていることにひどく驚き喜んでいる。グループには気持ちの伴った反応や体験があり、それは知性化や説明、あるいは言い逃れではなく、また、多様性と好奇心がもたらされている。SCTのやり方をとらない治療者は、さらにこれ以上のことを望むのかもしれないが。
 サブグループ形成のための基礎固めはこれで完了し、私はSCTの防衛修正の最初の技法をグループに導入する。

不安の解消
Undoing anxiety

 技術的に、SCTがグループで修正する最初の防衛は、社交的なコミュニケー

ションと、不安、緊張、いらだたしさ、の順で出て来るこれらに対する防衛である（Agazarian 1997）。ここまでのところ、このグループでは、社交的な言動はほとんどみられない（多分、Bill の「物語の語り」の防衛を除いては）。グループにおけるコミュニケーションが、比較的防衛的でない時（エネルギーは、これまでのところ、サブグループ形成に利用可能な状態である）、グループに与えられる最初の課題は、「不安のサブグループ」で不安を修正することである。不安の修正は、気持ちが2つの異なる出所からもたらされる、という「現実の発見」をメンバーがすることによって行われる。すなわち不安は、不安を喚起する思考と、感情の生理学的な合図についての誤った解釈（たとえばパニック発作は、その人が心拍や息切れについて心配するようになるとエスカレートする）からもたらされる。不安の3つめの出所は、不確かな状況の中で自然に生じる、感覚的に理解しているが言葉にならないもので、もし、次に何が起きるのだろう、という好奇心が目覚めれば、それはワクワクする興奮や目覚めの感じに変化し得るものである。

「不安に対する3つの質問」は
1. あなたを怖がらせる何かを、あなたは考えていますか？　そうだという場合、メンバーは、不安を喚起する思考、それはしばしば悲観的な予測であったり、他者が考えていることに対する恐れであったりするが、それを同定するよう言われる。
2. あなたを怖がらせる感覚、ないしは気持ちをあなたは持っていますか？　そうだという場合、メンバーは、身体感覚について表現し、それについてゆとりを持つよう言われる。そのプロセスで大抵のメンバーは、自分の感情的な体験を抑えようとする試みから不快感が生じることに気が付いて、リラックスする。そして彼らの体験は、エネルギーの心地良い感覚に変化する。時として、不安 anxiety とワクワクする興奮 excitement の主な違いは、私たちがそれを呼ぶ単なる言葉の違いである！
3. あなたは未知への入り口に座っていて、そのことに不安を感じていませんか？　もし不安の出所が、この3つめの質問を肯定するもので

あれば、次のことを話し、一般的な現実として支持する。「未知への入り口にいる時は、誰でも感覚的にわかっているけど言葉にならない感じがします。もしあなたが好奇心を持てれば、それがあなたの助けになるでしょう。」

YA：私たちは、色々と違うことを、たくさんグループで一緒に作業します。できれば「神経質」から始めたいのです。——というのも、今回のこのやり方でとても重要なのが、その人の不安がどこからくるかを知ることだからです。ある時はその人の思考から、そしてまたある時は、その人の体験から不安はやってきます。それでは——誰か——誰かさっき——ああ、あなたは神経質では？（June に向かって。）

June：ここにいるのが。

YA：わかりました。——他に神経質の人は？（*Nan* と *Rose* が身振りで示す。）わかりました。それとあなたは（*Sam* に向かって）神経質と、実験のモルモットですよね！ わかりました（*Sam* と私は笑い合う）。神経質になっていることに関して、あなたがた4人は（*身振りで今の4人を示しながら*）、何か自分を怖がらせることを、考えていたかどうかわかりますか？

June：私の周りをライトが取り囲んでいて、後ろには、何が起きるのか、じっと聞いている人たちがいる、そんなグループに今までいたことがないわ——同じ問題を持つ人たちの小グループにはいたことがあるけど。

　私はグループに、防衛修正の始めの部分を導入している。けれども、これは始まったばかりのグループであるため、一番最初のステップは、再びサブグループを形成することである。それは、不安について作業を始める最初のメンバーが、IP（アイデンティファイド・ペイシェント）になりにくく、また、作業をするサブグループの一員になりやすくするためである。そのため June が「私の周りをライトが取り囲んでいて、後ろには、何が起きるのか、じっと聞

いている人たちがいる、そんなグループに今までいたことがないわ——同じ問題を持つ人たちの小グループにはいたことがあるけど。」と言った時、私はすぐに反応して、システム・センタードの概念と語彙を導入する。

未知への入り口での好奇心

  YA：そうです。そう、ある意味、未知への入口に、あなたは間違いなくいます。
  June：うーん。
  YA：あなたはまさに新しい体験をしていませんか？
  June：そうね。
  YA：ええ。その体験を悪化させるような考えが、何かあなたにありますか——それとも、それは単に新しい体験ですか？

　私はその不安が、未知への入り口にいることで当たり前に生じる、感覚的に理解しているが言葉にならないものからきているのか、あるいは June が、不安の要因になるような、何らかの不安を喚起する思考を持っているのか、ということをチェックしている。

  June：新しい体験、好奇心があるわ！

　June は彼女自身で「未知への入り口での好奇心」をみつけだす。私はメンバーによって、SCT の重要な原則の１つが自然にもたらされたことを、再びとても嬉しく思う。未知への入り口では、何か感覚的に理解しているが言葉にならないものが常にあるし、その感覚的に理解している体験は、好奇心が発動される時には変化する。それは多分、注意が予期不安、すなわち抑制力 restraining force から、好奇心をそそること、すなわち推進力 driving force にシフトするためである。私は未知への入り口で、感覚的に理解しているが言葉にならないものがあるのは普通のことであり、好奇心の発動が、そのことから来る不安を取り除く、というアイデアを強化する。私は微笑んで言う：

YA：そうですか！　それは良かった。それで私は気が付いたんですが、私は何か新しいことに出会ったりやろうとすると少し不安になります。でも、そういう時は、好奇心を持つと、とても助けになるんです。
June：うーん。

　SCTの経験則には、どんな自己開示もグループの最初の局面では控える、ということがある。このルールの例外は、SCTのセラピストが、人間の体験を標準化するという意図で行う一般化の介入である。これらの介入は、人間の体験のすべての側面が、自分自身あるいは他者によって、ラベルを張られてしまう恐怖を感じることなく探求できる、という雰囲気を作り出すようデザインされている。[3] それゆえこの文脈では、グループのすべての人が共有している、人間というものに関するアイデアを、セラピストの自己開示が強化する。

YA：そう、あなたはいい感じでここにいますね。（そして、私はサブグループの形成に戻る。）
YA：2人はどうですか？
Sam：ここに入院するのは初めてだし、治療を受けるのも初めてなんだ。こういう治療にもほとんど馴染みがないしね。だからここにいることで少し神経質になってる。でも、僕が思うに、何か役立つことが…試してみる価値のある…

　私は彼の言うことに熱心に関わる。また私たちには、それなりのつながりが、実験のモルモットという冗談ですでにできている。彼は悩んでいるようにみえるし、彼の言っていることは簡単には聞き取れない。しかしながら、彼は良いアイコンタクトをとっている。私は彼が入院、そしてこのグループが初めての治療体験であるというので少し心配になるが、彼が「試してみる価値のある」と言うのを聞いて、心配は和らぐ。

YA：ああ、あなたも「未知への入り口」にいるのですね。

Sam：ああ。
YA：好奇心もある？（未知への入り口にいることと、好奇心の結びつきを強化する）——それと、良くなりそう、というちょっとした希望がある！
Sam：そうだね。
YA：そうですか。あなたには、2つの現実、そして1つの希望がありますね。
Sam：そのとおり！（彼の声のトーンは明るくなり、微かに笑う。）
YA：ええ（笑い返す）。

現実を、非現実なことから分離する

　この介入で、私は事実の世界と観念の世界との識別を導入する。識別をするように一貫してメンバーを励ますのは、SCTのセラピーの基本であり、またそれは、異なるものの識別と統合のプロセスを通じ、リビング・ヒューマン・システムは生き残り、発達し、変形する、という想定を基礎にしている。もし実際にこれが正しければ、一見したところ似ているものの中にある異なるものを、また、一見したところ異なるものの中にある似ているものを識別する、という能力を高めることは、操作する必要のある唯一の力動ということになる。機能的サブグループ形成は、この考えを実践に適用する方法である。
　次に私は、神経質サブグループの最後のメンバー、Janeに取り掛かる。

YA：あなたはどうですか？　何かあなたを怖がらせることを考えていませんか？
Jane：いいえ、あー、わからないわ、あんまり考えていなかったし、ほんとのこと言うと。

曖昧さによる防衛

　Janeの物言いは不明瞭で、これは曖昧さによる防衛の1つである。不明瞭

さは煙幕のようなものであり、その後ろに隠れている人との関わりを困難にする。そういう点で、特に人をイライラさせる防衛である。

　SCTの実践では、コミュニケーションにおける曖昧さ、矛盾、冗長さを減らすことに、かなり重きをおいている。そういったものは、コミュニケーションのプロセスで「ノイズ」のごとく作用して、情報が迷子になるような状態にしてしまうからである。不明瞭さなどの曖昧な形をとるものは、その人と他者との関係を妨げるだけでなく、その人自身との関係も妨げる。これはきわめて重要である。というのもSCTでは、自分自身とリアルな関係を持つことがセラピーの必要条件であり、それがあって初めて、他者とリアルな関係を持つことができると考えるからである。また、自分自身とのリアルな関係は、セラピーで心の作業をする上での必要条件でもある。

　Janeは、あんまり考えてなかったと言いながら、受け身な感じで椅子に座り、手を椅子のアームからだらんとたらしている。力の入っていない手は、その人が、自分の話していることに関与していないという信号である。[4] それゆえ、そういう抵抗についての探求を、よりサポートするような状況ができるまで、私はJaneにプレッシャーをかけないようにする。[5] しかし私は、彼女が自分のいるサブグループと関係が持てるかどうか確認したくなる。そして次のように言う：

　　YA：あなたにとっても、ここはまさに、未知への入り口ですか？
　　Jane：ええ、多分。(*Janeの声は感情がこもっていない。彼女は肩をすくめる。そして突然、かなりエネルギッシュに言う。*) もちろん！

　この、彼女の手や声に急にエネルギーが注ぎ込まれたのは、励まされる信号であり、私たちは後に何か心の作業をするだろうと、私は確信する。そして今は、彼女の注意を識別の方に引き寄せる。

　　YA：じゃあ、あなたはたった今、多分から、間違いない、に変わったのですね？ (*Janeは頷き、私は、機能的サブグループ形成の進行に戻る。*)

YA：さて、今、3人の人が、次に何が起きるのか、確かなことがわからなくて少し不安になっています。他に誰か、この3人に加わる人はいませんか？（全体を見回して、グループの一員になっていない人がいないかを確認する。）私たちがやっている作業に加わる人、他に誰かいませんか？

私はサブグループを再確認しながら、ひとりぼっちで作業しているメンバーがいないかをチェックする。

Al：はい、僕はここに座っていればいるほど、好奇心が沸いてくるし、神経質にもなってる、単に好奇心だけじゃなくてね。さらに何か起きるだろうし、でも、あいかわらず好奇心がある。
YA：はい。
Al：何が起きるんだろうと、いまだに少し神経質になってるし、でも、あいかわらず好奇心がある。
YA：なるほど。そして、自分を怖がらせている考え、そういうものは無い？
Al：この状況に関しては無い、無いね！

私は、彼がこの状況の外にある葛藤について、さりげなくほのめかしていると感じ、次のコメントをして、境界調整とサブグループ形成の両方を強化する。

YA：そうですか。それで、あなたがこの場に関心を持ち続ける限り、少し不安になっていることについて、あなたにはたくさんの協力者がいて（Alは頷き、「確かに」と言う）、何が起きるのかわからなくて（「確かに」）、そして好奇心もある（「確かに」）。それはすばらしいですね、何が起きるかについて、私たちが扉を開いて進むには。

沈黙するサブグループを取り扱う

そして私はグループ全体を見回して、「3人の人たち、いかがですか？」と尋ね、まだ発言のない人たちを取り上げる。Josh が応じる。彼は覚醒し、集中していて、そして知的な男性という印象があり、このプロセスに戸惑っている。

　　YA：3人の人たち、いかがですか？
　　Josh：肉体的に、僕は少し緊張している、それか、緊張しはじめている。
　　　　　なぜかはよくわからない、確かなことはね。

沈黙のサブグループにおける緊張

Josh は「緊張」を自然発生的にグループに導入した。これは SCT で修正する次の防衛であり、グループで不安が低くなると緊張が高まる、という観察に基づいている。この機会を、私は「感情体験を締め付ける、拘束衣としての緊張」という SCT の仮説の導入に活用する。同時に私は、グループの中での現実検討を、メンバー自身でそれをするように言って強化する。言い換えればそれは、自身の体験の探索者になること…

　　YA：緊張について考えるやり方の1つは、私たちの身体を、ある種しっかりと締め付けて、気持ちを持つことを自分で止めることです。今、あなたに同じことが起きているかどうかはわかりません。でも、あなたの感じる緊張が、あなたが何かを感じるのを止めている可能性がありますか？
　　Josh：うーん、はっきりしないけど。あんまりそういう感じはしないなあ、あー、何か問題がある感じは。

Josh は知性化をしており、考えと気持ちの間には違いがあることに、多分、

気が付いていない。彼のように「私は考える I think」を、「私は感じる I feel」に置き換えるのは、セラピーでよくある知性化の防衛である。

> Josh：そう、なんだろう、うーん、はっきりした理由はないね、自分がなぜ緊張しなければならないか…
> YA：うーん、えー。そう、あなたは…
> Josh：…でも、肉体的には、少し緊張している。

探索者の「スイッチを入れる」（p.53、注釈 6 を参照）

> YA：なぜ自分が緊張しているのか、好奇心はありますか？

この介入で、私は、彼の知性化の防衛を修正する誘惑を無視し、好奇心をめぐるサブグループ形成を続ける。

> Josh：ああ、もちろんあるよ。
> YA：そうですか。今現在、私たちにはわかりません。あなたは、それについてわからない、という感じがあるのですね。
> Josh：おそらく。
> YA：それとも、何か他のものかもしれません。まずは、しばらく様子をみる必要がありそうですね。

ここでも私は「現実の発見」のために、現実検討の手法に重きをおいてやっている。これは SCT の主要な方向付けの 1 つである。

> Josh：多分、うーんと、以前、同じ気持ちを持ったことがあるんだ。1 つは、神経質になっているのを自分で意識しているような状況の時、それと、時々、今回のような、自分がなぜ神経質になっているのか、それに結び付けられるような、どんな理由も自分にはわからない、そういう状況の時と。

相互システムと、内部システムの体験を識別する

> YA：ええ、ある意味、あなたのまだ知らないもの、それはあなたの内部に何が起こるか、ということです。今、ここにサブグループがありますが、そのグループがまだ知らないもの、それは、ここで何が起こるか、ということです（*未知への入り口をめぐるサブグループに言及する*）。
> （*Group：同意のつぶやき声。*）
> YA：そしてある意味、あなたのまだ知らないもの（*Josh を見ながら*）、それは、あなたの内部で何が起こるのか、ということです。合ってますか？
> Josh：多分そうだね。
> YA：多分、それとも、これこそが、今、起きていることですか？

　この介入は、曖昧さの修正を再び目標にしている。これは Josh のように、現実を体験するというより、むしろ現実について反芻する傾向をみせる人には、特に重要だろう。彼が気のない反応をし、私がそれを、「しばらく様子をみる」（知るのではなく、未知への入り口にそのままいる）という観点で枠付けしなおすのがわかるだろう。

> Josh：うーんと、はっきりしないけど、その解釈は、今、受け入れられそうだな。
> YA：そうですか。ならば、しばらく様子をみる必要がありそうですね？
> Josh：ああ。
> YA：わかりました。さあ、あなたたち、お2人はどうですか？（*沈黙のサブグループを見ながら。*）
> Bill：ええと、さっき話したように、僕は1982年にみんなの語り合い、という番組に Maury Povitch と一緒に出たんだ。僕は、パートナーのいない親という団体に所属していたんだけど…

YA：ちょっと口を挟んでもいいですか？
Bill：もちろん！
YA：まさに、今、ここで、どうでしょう？

社交的な言動の修正：物語の語りの防衛

　これは SCT の技法で、「社交的」な性質を持っている物語の語りの防衛に対し、それが定着してしまう前に即座に割って入るやり方である。割って入るのには 2 つの目的がある。メンバーにとっての目的は、その人を、今、ここで、に引き戻し、現実を、日々自分がどんな風にこなしているかについて、その人が気づくよう励ますことである。これはグループをトレーニングして、今、ここで、に対する焦点付けを強化する介入でもある。介入は、物語の語りの防衛が持つ 2 つの境界の修正を試みる。1 つめは内側から外側へと境界を越えること、2 つめは現在から過去へと境界を越えることである。

　SCT では、人が両方、すなわちグループとその人の意識の両方と、今、ここで、の結びつきを保ち、今の自分自身であることが、グループの発達の最初の局面における主要な目標である。[6]

YA：まさに、今、ここで、どうでしょう？
Bill：この瞬間？
YA：そう。どうでしょう、たった、今？
Bill：リラックスしてる。
YA：リラックスしてるんですね。快適ですか？
Bill：快適だよ。僕はここにある事実を今、消し去ったから…ここにカメラがあることや、そこに人がいることはわかってるよ、でも、僕はそんなことには気がつかないんだ。
YA：あなたは何かを消し去ったというわけですか？（私は Bill の防衛について疑わしいと思っている。彼は、今、ここに存在するストレス源を無視し、それが彼をリラックスさせているというのか？）
Bill：そう。

YA：そして、消し去ったから、リラックスしていると？
Bill：そうだよ。だってそういう経験があるから。初めてテレビに出演した時は、僕も神経質になったんだ。でも、前に経験してたから――ええと――番組が最初に始まった時、僕が番組に出た時は、しばらく神経質になって、でも、そのうち聴衆がいることや、カメラがあることを忘れて、自分らしくいられたんだ。そして僕は…
YA：…うーん？
Bill：…それで、今日、ここで何をやるかとか、カメラがあることとか、僕の知ったことじゃないし。

　SCTにおいて、私たちセラピストは、メンバーが探求をして、自分自身の体験から彼らの力動を発見するよう励ますし、その方が、それらを解釈してメンバーに伝えるよりも望ましいと考えている。解釈することの不利な点は（上記の、私がBillに行ったような）、彼ではなく、私が、リラックスと、ストレス源を消し去っていることを結びつけて考えた、という点である。私の解釈は、Billの防衛パターンに関する仮説に基づいている。彼が最初に使う防衛は、社交的な防衛、すなわち「物語の語り」である。彼が何か交流をもつ状態にある時、彼は説明をする。実際の現実を無視することで、彼にとっての現実を説明する認知の地図を、彼は調整し強化する。説明をすることで、彼は探求をしない。彼が探求をしないことで、彼は自分の地図が、今、ここで、の地図として、正確なのか不正確なのかを発見しない。彼は現実を無視してリラックスしているが、現実と接触していないという代償を払っている。もし、このことを彼自身で発見しないなら、彼が自分の地図を変更することはなさそうである。私はその土台を築く試みをする。

YA：だから、たった今…
Bill：僕はずっとリラックスしてるよ。
YA：だから、たった今！　そう、たった今、あなたはカメラを無視していて…
Bill：そこにいる人も…

YA：そこにいる人も…そして、あなたはここでリラックスしている？
Bill：うーん。
YA：それで、どうですか、グループで私たちと一緒にいて？　あなたはどんな風に感じるんでしょう？（*Billを、今、ここでに結びつけようと試みる。*）
Bill：どう感じるか？　今思うのは、自分がどんな風に反応をするのかと思って。みんながお互いに関わり始めた時に。
YA：ちょっとそのまま待って下さい――今、あなたは未来に向かいました！（*即時の境界調整の作業――未来から現在に戻す。*）わかりますか、あなたは次に何が起きるのだろう、と思っています。今、この瞬間、起きていることについてはどうですか？（*私はBillとの関わりを維持する。*）今、この瞬間、何か体験していませんか？（*間をあける*）今ですよ？

沈黙するサブグループの3人目のメンバー

　私はゆっくりとグループ全体を見渡してから、再びBillに戻る。私は別の枠組みを提示して、彼がその枠組みの中で作業できるかどうか、様子をみている。彼は反応しているようにはみえず（彼の地図には自由度がほとんどない）、そのため、私は再びグループに戻り、「他の方、いかがですか？」と問いかける。

　Billは、SCTを使って影響を及ぼそうとする私の試みを、ここまででかわした初めてのメンバーであった。私は、Billは不従順の声を代弁している人かな、と思った。彼は、グループを開始したごく初期に、一風変わった登場をし、私は彼の扱いに半ばしくじった。この直近のやりとりで、私たちは異なる2つの方向から現実にアプローチした。Josh、彼もまた、別の方向から現実にアプローチして、快く私と協力してSCTの仮説をテストした。しかし、Billからは何の反応もない。このことで私は、「協力的で従順なサブグループ」と、「非協力的で不従順なサブグループ」の、異なるサブグループが存在する状況へと、今、グループが変化しているなと感じる。

YA：他の方、いかがですか？
　Nan：おびえてる。

　Nan は従順なメンバーのように「みえる」。彼女の姿勢はほとんど子供のそれである。彼女はまるで骨がないかのようにずっしりと椅子に座っている。彼女の声のトーンは、熱心に喜んで反応している感じである。そういう意味で、彼女の言葉（おびえてる）とその発する音（喜び）は食い違っている。

　YA：おびえてる、そうですか。あなたはいかがですか？（Rose の方に向いて。）

　Nan は恐れについて作業する気配を少しだけみせた。しかし Rose は何らかの気持ちを持って、まだ一度もグループと結びついていないメンバーであり、そのため、私たちが Nan とグループの中で体験を深める前に、Rose がサブグループの形成に加われそうか、私は確かめたいと思っている。

　Rose：ただ、ここにいるわ。（彼女の表情には何の感情も現れていない）。
　YA：そうですか。感じることはない？
　Rose：感じるようなことは何もないわ。
　YA：感じるようなことは何もない。
　Rose：だって、何が起きるかわからないのに、それでどうやったら判断
　　　　できるの？　私はただ、わかるのを待ってるの。

　Bill に比べて Rose の情緒は平坦である。私は心の中で、これは多分、不従順なサブグループに転換していくのだろうなと思っている。それに加えて、私は少し気落ちしている。彼女が「何かが起きるのを待っている」とほのめかし（Bill がやったように）、そしてそれが、たくさんのことが起きている、という私自身の体験とはかなり違っているために。

サブグループ形成の失敗

> YA：ならばある意味、あなたたち2人は同じ状況にいますよね。あなたたち2人とも、未来に起きる何かについて、気持ちが出てくるのを待っているのではないですか？

私はこうRoseに言いながら、彼女とBillにジェスチャーをして、彼女がサブグループになりそうかを確認しようと思い、Billに結びつける。RoseはBillに微笑んで、そして再び無表情で私の方を見る。彼女が対人交流する情緒を持ち合わせていることに、私は安心する。しかし、私もしくは私の役割と、彼女との間に役割固定role-lock（早期の転移関係を示すSCTの用語）が起きている。

> Rose：それを、気持ちが出てくるのを待っていると呼ぶのか、私にはわからないわ。（Roseは、独自の基盤を保持しようとするサブグループに、明らかに結びつく。それは私とは相反している、と私が感じる！）
> YA：そうですか。
> Rose：わたしはただ…
> YA：あなたはどう呼ぶのでしょう？

私はRoseに「あなたはどう呼ぶのでしょう」と尋ね、中心を移行するというSCTの考え方を用いて、その中心を私から彼女に変更し、Roseに譲るという形でグループにリーダーシップを譲り渡す。RoseはBillとともに、抵抗の役割を担うサブグループを潜在的に形成している。私の心の中はというと、私のリードに従う協力的なサブグループと、グループの現実とグループのリーダーシップを試すための潜在的な力を維持している非協力的なサブグループがあるな、という印象である。

Rose：私はただ…（*Rose はこの時点で変化を体験している。これを話しているあいだ、彼女の表情は相変わらず動かない。彼女は間をとって、私が彼女に何を尋ねたのかをよく考えて、そして私の方を見る。*）今、私がどんな風に感じているか？ それが質問？（*彼女が疑問を口にして、私たちは交流し、ちょっとした笑いが生じて彼女の無表情を崩す。*）

YA：うーん。

Rose：今、感じるのは…（*彼女の声のトーンは変化し、少しのあいだ彼女は考え、私は彼女にきっかけを出す。*）

YA：まさに今です！

Rose：わかったわ、私、リラックスしてる。

YA：リラックスしている。そうですか。快適ですか？

Rose：ええ。（*彼女と私は微笑み合う。*）

YA：そうですか。それは良かった。

　私としては、緊張が下がり、お互いが交流したことにホッとする。反抗から従順な役割へと、私に対する関係性が反転したのである。Rose と私のやり取りの最初にあったゴタゴタは、私が「あなたはどう呼ぶのでしょう？」と尋ねた時に、差し当たり回避されたのか？

　グループの始まりの局面での従順さは、抑制力というよりむしろ推進力であり、その力は、かなりの量の手法や技法をメンバーが学ぶのを可能にする。その学びは後に、メンバーが自らの防衛を、自分自身でうまく扱える状態でいることへの扉を開く。SCT では、メンバーが闘争の段階へとシフトする時に、反抗を行動化するのではなく、それを探求するのを助けるための技法を、十分にメンバーが学べるようにと常に考えている。

　沈黙するサブグループは、抵抗を、SCT のプロセスの中に明らかに持ち込んでいた。Bill は自分の内面と関わりを持ってはいないが、物語の語りもしない。Josh は妥協して、仮説をテストするのに同意した。Rose は従順へとシフトした。それらの社交的な言動が、今はある意味、協調に寄与している。つまり本来は抑制力である社交的な言動が、今は推進力である。

この時点で、私は不安を取り除く作業をグループで再開し、「おびえている」Nan に戻る。

　　YA：あなたはおびえているんですか？

　今やすべてのメンバーがサブグループを形成していて、全体としてのグループという、Nan にとっての安全網が存在している。彼女は、他のメンバーに比べて感情が変化しやすいかのように見える（それゆえ、IP（アイデンティファイド・ペイシェント）になる可能性の高い人物である）。この時点で、2 つのことがグループで起きる。1 つめは、それまでいなかったメンバー、Pam がグループに現れて、自分の椅子を引く。私は「こんにちは」と彼女に言う。私は再び Nan に戻ろうとするが、その前に Bill がケンカを買うかのように「質問してもいいかな？」と言う。おわかりになると思うが、グループのプロセスをコントロールしようとする闘いが、よりあからさまになる（一般的かつグループの外のこと。それと、特定かつ今、ここで、のこと）。しかし、不確かな協力関係が、私と Rose の間には築かれているが（不確かな、というのは、Rose が頷きで Bill との関係性を保っている点で）、一方、私と Bill の間には、何の友好関係もない。それどころか、ちょっとした小競り合いがあり、私が勝利する。それをもたらすのは、セラピストという立場が持つ力と影響力であり、私が勝つのは当然である。

SCT の、今、ここで、の規範に対する挑戦に対処する

　　Bill：質問してもいいかな？
　　YA：どうぞ。
　　Bill：僕たちはみんな、それぞれがこの病院で、違う病気のステージにいて…
　　YA：うーん、そうですねえ、私たちはみんな、この新しいグループで、同じステージにいます。
　　Bill：僕は病院にいることについて話してるんだけど。

YA：そう、私はグループにいることについて話しています（*明らかな力のせめぎ合い*）。
Bill：わかったよ。
YA：そのわかったよは、私たちはここにいて、グループに注目するということでしょうか？
Bill：そう、それでいい。でも1つだけ言っておきたいんだけど、実際、これが1週間前にあったとして、あなたが彼女に同じように聞いたら、多分、彼女は「おびえてる」と言ったと思うよ。だって彼女は1週間前、違う状況にいたからね。今日は、あなたもわかると思うけど、彼女は薬物療法でコントロールされていて調子がいいんだ。僕はまだ、知ってのとおり…僕は土曜にここに来たばかりで、だからさっきも言ったように、僕たちはみんな、薬物療法の違うステージにいて…
YA：確かに。
Bill：それから…多分、あとでわかると思うけど（*Nan をジェスチャーで示して*）、彼女はおびえてないと思うよ。

遅刻したメンバー

YA：そうですね（*そう言って、私は Bill から視線をはずし、新しいメンバーの方に注意を向ける*）。そして真新しいメンバーもいます。たった今、グループに来たばかりです。

　これは、抵抗するメンバーへの同調に対抗するために、SCT の枠組みを維持するときの SCT の1つの瞬間である。これが継続するグループで起きた場合には、サブグループがないかを尋ねるという形で私は状況に対応しただろう。そうすることで、他のメンバーが Bill とサブグループを作ることができるし、今体験していることよりも、過去や未来の方に注目するという課題について、グループで探求できるだろう。これが推奨される対応である。というのもこの対応は、Bill が作業するサブグループを提供し、それと同時にグループが、

私とは違う立場について探求する機会を提供するからである。

　ここでは、いなかったメンバーがまさに今、グループに加わったこと、その彼女がグループで作業できるのかどうかということ、そして彼女とグループの橋渡しをしなければならない、という課題もまた存在している。おわかりになると思うが、彼女にそこまでのプロセスの要約とグループの目的が伝えられることで、その新しいメンバーは、遅刻したためにその人が聞き逃した、グループでの作業に必要なオリエンテーションを得るのである。私は、私がその時に話したそこまでのグループのプロセスや目的が、メンバーがそこまでに体験しているものと同じかどうか、この時点でグループを見渡して確認する。[7]

> YA：…そして真新しいメンバーもいます。たった今、グループに来たばかりです。
> Pam：ええ、それで、遅れたのを謝るのは誰なのかしら。診察に呼んだのは主治医なんだけど。
> YA：ええ、わかりました。そして、ボランティアで参加して下さったことにお礼を言いたいと思います。グループにはもうお礼を言いました。あとは、終わった、えーと、いくつかの作業を、そう、ここまでに終えた作業があって、そして、始めたばかりなのは、分けるということなんですが、私たちの考えから生じる体験と(*私は Pam から視線をはずし、グループを見回してから再び Pam に視線を戻す*)、私たちの気持ちから生じる体験を——それと、これも分けるのを始めたばかりなんですが、未来について考えて出てくることと、今、ここで、の体験をするのがどんなことか、というのを。(*私は再びグループを見回す。*)私たちがずっとしているのはそれだ、というの、誰かわかりますか？(*グループの中に同意のささやき。*)そうですか、わかりました。それはどんな風でしょう？　私の考えはこうです。もし、私たちが、今、ここで、に注目して、お互いの体験にどう対処するかを学ぶなら、まさにこの*瞬間*は、外の世界の出来事をどうやってうまく対処するかを学ぶ絶好の機会になるでしょう。もし、私たちがこの瞬間を、何が私たちにとって難しいのか、あるいは何

が簡単なのかを学ぶのに使うなら、外の世界にうまく対処することについても私たちは学ぶでしょう。（かなりの人がグループに集中している。）今、この瞬間、私たちがいるのは（Nan の方に向くことで、新しいメンバーに、私たちがこれまで Nan と作業していたことを伝える）…

YA：(Nan に向かって) あなたは、おびえてると言いましたよね？　私はあなたに同じ質問をしようと思います。で、質問なんですが、あなたは、あなたを怖がらせるような何かを考えていますか？

　これは3つの質問の中の最初の質問で、Nan が不安の出所を同定するのを、助けることを意図している。

Nan：ええ。
YA：何を考えているのでしょう？
Nan：参ったわ！　私、今、本当におびえてる。

　Nan の態度はずっと矛盾した状態が続いており、微笑みながら喜んでいるようにみえる一方で、同時に、今、彼女は本当におびえていると訴えている。グループのこの早期の段階で、SCT がとる対応は教育である。メンバーが、自分の困った感じよりも、自身の矛盾した態度の方に好奇心を持つ能力を獲得するまでは、言葉と気持ちの矛盾について、SCT のグループでは取り扱わない。

YA：ええと、ご存じのように、考えというのは、その人の頭の中にありますが…
Nan：うーん…（従順な子供のように彼女は頷く。）
YA：…いつでも、より恐ろしいものなんです。あなたがその考えを言葉にするまでは。だから、あなたの考えを話してみませんか？
Nan：そうね、そのとおりね（Nan は従順な状態が続いている）。
YA：だったら、試してみますか？

理想としては、すべてのSCTの介入の目標が、患者が自らの体験を探求することによってチェックできる、そういう仮説として、枠付けられていることである。SCTの言語でいえば、体験あるいは感覚的に理解しているが言葉にならないものが、その妥当性を確認する際の根拠になる、ということである。

　　Nan：いいわ。やってみる。（彼女は深呼吸をして、天井の方を見あげる。）

　SCTの作業において前提にしているのは、人が話す前に天井の方を見上げる時は、大抵、考えをめぐらそうとしているのであり、ほとんどの場合、それは直の体験につながることへの防衛である。それゆえ、彼らは分かれ道を、今、ここで、の体験を探求することによって現実を「発見する」方向へ、そしてその発見が彼らの説明と同じなのか、それとも違うのかを理解する方向へと進むのではなく、現実を「説明する」方向へと進みがちである。SCTは、防衛（たとえば説明したり、あるいは体験の言い逃れをすること）と、体験の現実の分かれ道に、常に気が付いているように捉しをする。これを「人を箱の中にとどめる」とも呼ぶ。箱、その箱の唯一の出口は、自分自身の体験へと入っていく場所だけである。

Nanを「箱の中」にとどめる

　　Nan：私には、家族といる時に自分の感情を取り繕うやり方があって…

　Nanは「彼女の物語の語り」を始めるが、聴衆に向けて語ることは、彼女に大きな満足をもたらすようである。Nanの自分自身に対する解釈は、多分、以前の治療で見いだされ磨きがかけられたもので、それゆえ、今、彼女がそれを披露して、自らの困難を説明するのにうってつけである。こういった説明が、患者が何らかの変化を求めてセラピーにやってきた、その変化を患者にもたらすことはまずありえない。おわかりになると思うが、SCTのガイドラインにそって、私はNanを励まして、彼女が自身の語り草よりも、彼女の体験の事実に注意を払うようにしていく。私は彼女を遮って：

YA：そうですか。今、この瞬間なんですが、あなたはおびえてると言いました。
Nan：ええ。それは、それは、私はただ…（*彼女は私が話すのを制止するために指を1本立て、自分のためのゆとりを作り出そうとする。私はその指を無視し、彼女の焦点を「自身を説明する」ことからはずして「自身の体験を探求する」方向へ向け変える作業を続ける。*）
YA：どんなことでも、何かあなたが考えていることはありませんか…？
Nan：あるわ（*彼女の指が再び立つ——私は、再び彼女のサインを無視する*）。
YA：…このグループについて？
Nan：そうよ（*指が立つ*）。
YA：何でしょう？
Nan：ほんの数分前（*彼女は何かを指し示すかのように指を高く上げる*）…
YA：とは？
Nan：ほんの数分前、私は外出して父親に会ったわ。
YA：うーん。（*私は警告を込めて言い、これが空想か、幻覚か、もしくは現実なのかがわからない。*）
Nan：そしてとても怖かったわ。

　これは、たくさんのことが一度に起こり、私が何らかの判断を下さなければならないという、そういうグループの瞬間の1つである。私自身が心地よくいるために、Nan が幻覚を持っているかどうかアセスメントしたいと思った。[8] グループにおける彼女のそこまでの振る舞いからすると、それもありそうだった。

YA：そうですか。あなたは外出して、お父さんについて考えたのですか？
Nan：彼のことを考えて、とても取り乱して、おなかがぐるぐるなり始めたの。（*Nan の両手はぐるぐるまわり、いかに彼女のおなかがぐるぐるよじれたかを表現する。*）

YA：それは、あなたがこのグループにいた時のことですか？（*空間と時間を見定める質問。*）

Nan：私がこのグループに来るちょっと前のことよ。

YA：あなたがこのグループに来てからはどうですか？ 何か起こりましたか？

Nan：より穏やかな感じだわ。

YA：そうなんですか？

Nan：うーん。

YA：それでは、あなたを怖がらせていることが、今、何かありますか？

Nan：ああ。（*この時、Nan はアイコンタクトをとっていて、穏やかにみえ、そして自分自身について確認しているようにみえる。*）

YA：あなたは怖い感じがしてますか、今？

Nan：いいえ！（*彼女は確信を持って頭を横に振る。彼女には、もはやどんな動揺のサインもみられない。*）

　これは、防衛をしない自己とのつながりを回復することを意図して、私が患者を箱の中に入れておいた2回目である。最初は Bill で、私は「勝った」（グループのこの段階で、セラピストが勝利しないことが何かあるのか？）。そして Bill は十分に従順になって、自分が方向性を変えたことを認めた（ただし、彼が方向を変えたことを実際に活用できているという、十分なサインはまだみられない）。しかし Nan に関しては、彼女を「箱の中」に入れておいたことで、結果的に彼女は、現在の実際の体験に気づけるようになり、潜在的に、その現実と彼女が自らの思考でつくりあげた非現実との相違に気づいている。

文脈認識：自分自身のためだけでなく、グループのためにも作業する

YA：そうですか。そうですね、おわかりのように、あなたが今、私たちのためにやってみせたこと、それは、私たちというのは、自分をとても不快にさせるような考えのために、グループから離れて外に出

てしまえる、ということなのです。でも、自分の思考を、グループの中で起きていることと一致させれば、私たちの気分は良くなるのです。

　私は、当初に使ったのと同じ枠付け、すなわち、人がグループから離れて思考することによって生じてくる不快と、それとは対照的に、その瞬間に直接体験していることは違っている、という枠付けを使っている。また私は個々のメンバーとグループの結びつきも強化して、メンバーの作業はグループのためであり、同様に彼もしくは彼女自身のためでもあることを強調している。そして同時に、グループの作業として何が実演されているかということと、そこから学び取れる法則との結びつきも強化している。

　Nan：うーん。
　YA：そう、私たちは、外側から内側にやってきて、時折、まさにこの場所にとどまることが難しくなるのです。(私は、今、ここで、にとどまるために、境界を越え続けることは、実際、難しい作業であることを伝え、メンバーが、その難しさを体験しているかどうかを尋ねる。) みなさんの中で、グループの、今、ここで、にしっかりとどまる難しさを感じている人はいますか？ (Alは手で合図をし、別のメンバーたちは頷く。この反応はグループのメンバーが、お互い一緒に作業しているという、満足のいく証拠である。)
　Al：僕はそうだね。
　YA：そうですか（とAlに向かって――そしてグループの他のメンバーに手でジェスチャーをして）、そう――他にもいますか？ (何人かのメンバーが同意のざわめき。)

作業
Work

　YA：はい…あなたと…あなたと…そうですね（サブグループになりそう

Al：物事が、ほとんど固まっているときに僕がありがちなのは、自分の気持ちが先のことに向かいがちというか、えーっと、別の心配とか考えとか、自分の人生の、別の状況に関しての。

YA：なるほど。

Al：それで、グループで何か出来事がはじまるとすぐに、うーんと、その時は多少（*左手でジェスチャー*）、そういうことが、少しのあいだ置いておけるような感じで。何が起きているのかを確認して（*右手でジェスチャー*）。

YA：そうですか。

Al：それで、もし関心があったら、その状態のままでいるけど、そうでなかったら、また色々なことの方に戻って、うーんと、僕が心配していたことに。ほとんどそういう日々の心配ごとにはまりこんで——仕事のこととかアパートのこととか、２週間先に自分は何をしてるんだろうとか…

YA：ええと、ちょっとあの…

Al：…この友達、あの友達…

YA：ええと、ちょっと口を挟ませてください。あなたをグループに戻しましょう。それで、もし、あなたがグループにとどまっていたら、あなたは悩まない？

Al：（*しばしの間*）そうだね。

　SCTの判断基準では、Alは「作業」ができる状態である。彼の「観察の自己システム」[9]は、彼の注意が心配に向いている場合と現実に向いている場合を、彼が分けるやり方について明確に述べることができる、という形で作動している。それゆえ彼は、次の２種類の体験の両方と、つながっている可能性を秘めている。すなわち、彼の不安を喚起するような心配事によって生み出される体験と、自分の状況を「点検する」という状態に彼を導く好奇心である。[10] 彼にはこの明確な識別があるため、選択という考え方を彼に導入することが可能である。これは当初のBillとの作業とは対照的である。Billは、彼の過去に

関する物語、もしくは未来に関する憶測に逃避することによって、彼の現在の体験を「消去する」人である。Bill は、彼の防衛によるだけでなく、彼がセラピストと関わるときに取る、反抗的かつ従順な役割によって、現実の体験から気をそらした状態のままでいるために、心の作業をすることができない。

SCT における最初の作業は、分かれ道を客観的に観察できるようなシステムを動員することである。分かれ道の片方は防衛的な役割や症状、もう片方は自分が防衛をしている状態にあるという直接的で個人的な体験である。これが認識されればすぐに、患者は、選択という練習課題をやり始めることができる。

選択――分かれ道の作業に先立って

　　YA：そうですか。もし、あなたが全く自由に選択するとしたら、どちらにするのでしょう。――グループにとどまるのか、それともグループの外に出て悩むのか？

私は「分かれ道」の観点で葛藤を枠付けし、そして選択という考え方を導入する――グループの現実と関係性をもつのか、それとも彼の悩みと関係性をもつのか。

　　Al：*(即座に応答して)* グループにとどまる！
　　YA：わかりました。そしてあなたには、言ってみれば今の目標のようなものがあります――それは、どうやってここにとどまるかを学ぶことです。*(私は彼の選択を、目標へ向かう作業と関連付ける。)*

私たちは微笑みを交わす。この交流で私は、セラピストが患者と「心が触れ合う」時に得るたぐいの体験をし、実際、私たちは作業のための結びつきを築き、それはグループが終了するまでずっと続いたのである。私は彼と一緒に作業を続けることに引き付けられる感じがしているが、しかしそうすると、グループが犠牲になるだろうし、また彼が自発的に IP（アイデンティファイド・

ペイシェント）になる危険を冒すことにもなるだろう。そのため、私はサブグループ形成に頼り、彼をグループの他のメンバーたちに結びつける。

Al：そうだね。
YA：そうです。そしてあなたには、そちらに仲間がいます。（*私は彼の作業をサブグループと関係づけて、AlとJoshを結びつける。そしてJoshに向かって言う*）あなたも困難を抱えていることに気が付いていて…
Josh：そうだよ…
YA：…グループにとどまっていることに関して。それは同じようなことですか、それとも違いますか？
Josh：ええと、基本的に僕はずっと自分の記憶を探索していて、それで、さっき僕が感じた時のことを、全くそのとおりに思い出せるのか、それとも違っているのかを確認してるんだけど。
YA：あなたが言っているのは、緊張のことと、なぜかがはっきりしない、ということでしょうか？
Josh：そう。それから、もっと心をかき乱す別の心配ごとと比べてそれがどんな風かということ。
YA：そうですか。やはり私があなたに伝えたいのは、あなたはグループを離れて、あなたの過去の中に戻って、今起きていることと、以前に起きたことの突き合わせをして、何かうまい説明を思いつくかもしれません。でも、それであなたが見逃すだろうと思うのは、今、ここで、の中で、生きていることからあなたが発見する、あらゆる新しいことです。だから、あなたが今にとどまることができるなら…（*間をあける*）緊張している、というのがすべてじゃないというのは、心地良くないですか？

これは、情報を集める2つのやり方を対比している。すなわち分かれ道の片方は、境界を越えて過去に行き、過去に基づいて現在の説明をしようとすること、そしてもう一方は、今、ここで、にとどまって、現在の体験を発見する

こと。

　　　Josh：そう、すべてじゃない。確かに今は、いくぶん緊張が減ってるよ。

　Josh は身体的な体験に気づく能力を示している。しかし問題は、彼が情緒的な体験にも気づけるようになるかどうかである。

　　YA：それは良かった。まだ少し緊張している？（*緊張の低下を強化する*
　　　　──そして「いくぶん」緊張、の実体をチェックする。）
　　Josh：そのとおり。
　　YA：もしあなたが、ここでのあなたの緊張に注意を払うなら、あなたがまだ知らない何かが起きていることに気づくでしょう。──あなたが体験について探求し、少し様子をみて、そしてグループの中で作業をすれば、自分自身について、あなたが今まで知らなかった何かがあることを、まさに発見するはずです。私たちがここにいてすること（*グループを再び見回して*）、それは、自分自身について私たちがまだ知らない何か、それを学ぶことです。──どうしてかというと、私たちはみんな、どうやって面倒を起こすかについては、すでに知っているからです。
　　YA：（*Bill に向かって*）私たち、あなたを置き去りにしていませんか？　あなたに何が起きていますか？

　私はそれまでのやりとりで、Bill とのつながりに失敗し、そのことで落ち着かなくなる体験をした。しかしながら彼は、Al と「ともに作業」していることが結果的にわかった。
　グループがもつ主要な利点の1つは、メンバーが、作業を開始する準備がまだできてない別のメンバーの、代わりに作業することが可能だということである。Bill は沈黙でずっと Al に共鳴している（Al はこのサブグループにもとからいたメンバーであり、今や Al、Bill、Josh でグループは構成されている）。

作業、そして自発的なサブグループ形成

Bill：君に同意するよ。僕は君が感じているのと同じように感じていると思うよ（*Al を指さして、しかし私をみたままで*）僕が自分の心を占領している限りはね。それは目の前の壁みたいなもんで（*彼は自分の目の前に、目に見えない壁を手で描く*）、僕も、自分の気持ちを内側に隠してるんだ。

Bill は、彼が言うとおりよく考えている。初期の反抗は終わる。グループ全体に、協力的な作業の雰囲気が存在しているようである。

YA：そうなんですね？（*私は感動する。*）
Bill：僕が言っているのはね、そう、僕がステージの上に立っているような感じがしている時はいつでも——ステージは進行してるんだ。（*彼は再び壁を作るジェスチャーをする。*）この僕の問題は、あとで作業できるって感じかな、これが終わった後でね。（*彼が話しているあいだ、Al が何回か、ちらちらと Bill の方をみる。*）
YA：うーん。
Bill：…それを先にすませて、そのあとで僕の問題は心配するから。
YA：うーん、という事は、あなたにとって、みんなと一緒にいるのが現実、というわけではない、今？
Bill：ああ、違うね。
YA：そうですか。誰か他に、このような感じがある人はいませんか？（*私は Al をちらりと見る。*）今、笑いましたよね、気づいているかもしれませんが。それはこのグループの外に出たからですか？ それとも何かこのことで笑ったんですか？
Al：両方。両方だよ、同じ事だから。
YA：同じ事？
Al：僕には傾向が——うーんと、僕が——えーっと——自分のアイデン

ティティーを確認する方法がひとつあって、それは、どれぐらい自分が心配できるか、どれくらい自分が心配しなければならないか、ということなんだ。どういうわけか、それが、僕が、僕自身であることを確認する方法のひとつらしいんだ。

YA：そうですか。

Al：心配しないですむ方法は他にもあるけど、でもそれは、もっと自分が弱ってしまう方法だから。

YA：わかりました。少しのあいだ、一緒にそれを感じていましょう。あなたには自分らしさを感じる方法がひとつあって、それは心配することなんですね？（*Al は頷く*）そうですか。ええと、ここにいる、みなさん全員の課題は（*グループを見回しながら*）今、ここでの世界に本当に生きている時に、自分らしさを感じられるような方法を見つけることです。そしておわかりのように、私たちにとっての今、ここで、というのは、このグループの中で、一緒にいるということです。みなさんの中で、自分らしさを感じられるような感覚が、まさに今ある、という人は誰かいますか？　私たちは、自分たちをここから引き離すようなことが、たくさんあることを学び始めていますね。；（*Nan に向かって*）あなたがこのグループに来る前の、あなたのお父さんのこととか；（*Al に向かって*）心配することは、あなた自身であるという感覚をもたらすけれど、でも、あなたがここにいるのを止めてしまうこととか；（*Bill に向かって*）あなたの心配や；（*Josh に向かって*）あなたの緊張感とか。その他に、今、まさにここにいることを止めてしまうものは何でしょう？[11]

Rose：今、ここにいることに集中しないこと？

YA：そうですね。

Rose：今のことではなく、過去や未来について考える事。

YA：その通り。（*Bill に向かって*）あなたも同じですか？

Bill：そうだよ！

Rose：それは、じゃなくて、——えーっと——それは何に集中するかという問題。（*Rose とのやりとりは、私のメッセージを支持している*

　　　　が、しかし私は共鳴している感じがしなかった。）
YA：なるほど、そう、ある意味、あなたは、今、ここで、に集中しようと格闘しているのですね。あなたはここから引き離されて、過去や未来に向かうのでしょうか？
Rose：誰でもそうなるわ。
YA：それはそうですね。
Rose：そういうのが起こるのは普通だと思うけど、でも、私は随分、そのことに取り組んできてるわ、だって、私の会社には「今、ここにいる」という標語があるもの。
YA：そうですか。
Rose：そうよ、私はそれに1年以上も取り組んでるし、やればやる程、そうするのは簡単になってるわ。
YA：じゃあ、あなたがいつもやるように、今、やってみてください。あなたの体験、どんな風ですか？
Rose：ここにとどまることができてるわ。
YA：そうですか。
Rose：時間のほとんどはね。
YA：わかりました。思っていることがひとつあるのですが、みなさん、お互いのことをさらによくみてみると、それが、よりここにいる助けになるんじゃないでしょうか。グループを見回してみるんです。

アイコンタクトとビデオテープ交換のための休憩

　SCTのグループを進行していくときの主な強化因子の1つは、首尾一貫したアイコンタクトの強調である。このグループは、共鳴に関して既に充分な準備作業をしており、メンバーは、お互いの関わりを増す準備ができているようにみえた。
　しかしながら、彼らがまだ準備ができていなかったり、過度の親密さや早急さが、心地良いと感じ始めている今の雰囲気を危険にさらすかもしれないリスクが常にあった。それゆえ私はグループに、アイコンタクトを強調するとい

う、次のステップを導入することに気が進まなかった。グループはアイコンタクトをしていたが、私がこのグループと一緒に作業するのはこの1回限りであり、患者自身も、それぞれ別のユニットから来ていて、このあとずっと一緒に居つづけるわけではないことも、私にはわかっていた。私は、お互いの視線が「出会う」事がもたらす影響は何なのか、もしかしてそれは、このグループでは十分にコンテインされない気持ちを引き起こし、気持ちの落ち込みを招くのではないだろうか、と思っていた。

　それは私にとって、大いなる葛藤の時であった。入院中の患者にSCTが適切かどうかを試すのであれば、私が望むのは、出来るだけ「教科書通り」にこのグループを進行することであった。私がアイコンタクトの重要性を強調することや、早期の同調の欠如が、異なる段階でのサブグループ形成で、アイコンタクトをすることを通じて修正可能かどうかという私の疑問、そして入院患者にはアイコンタクトは耐えられないのではないかという、セラピスト仲間の何人かの考え、それらを試すには、私が自らの不安に影響されないことがかなり重要であった。

　それは非常に心地の悪い時間であり、とても皮肉なことに、こういったことが確認できる情報を含む、この部分のすべてがビデオテープの交換によって抜け落ちていた。

　ビデオテープが交換されている間、グループのメンバーは、グループを見回しながらお互いを見て、ある程度の時間、沈黙の中でアイコンタクトを保っていた事に私は驚いた。彼らは関わりを持つことに興味があるらしく、そして時折、お互いに微笑んでいた。外側のスーパーヴィジョングループは、それが非常に感動的な瞬間であり、彼らにとっても患者にとっても重要な瞬間として、後に思い起こしている。

　ビデオが再び動き始めたとき、グループの感情のレベルは確実に深まった。Billが、自分はどれだけたくさんのセラピーをこれまで受けてきたか、けれどもセラピーの中では決して泣かなかった、とグループに話している。そう、自分はいつも1人で泣いていたと。

　　　Bill：もし僕が泣けないなら…僕が言っているのは、同じことなんだけど

──ありえない──僕が泣くところをみんな見たことがないんだ。

　これはグループのみんなが同情する課題である。Bill は今や、彼と彼自身の結びつきに関連する課題を持ち込んでいた。SCT の判断基準からすれば、それは彼にとって前に進む大きな一歩となる可能性があった。しかし私には確信がなかった。彼は単に、彼の次の「症状」を持ち込んでいるだけかもしれない（誰かがいるところで彼が泣けないという）。

　もし私が「グループという文脈の中での個人セラピー」を行っていたとしたら、私は Bill に泣くよう励ましたかもしれない。SCT の枠組みでは、どんなメンバーであっても、サブグループがない状態で、その人の気持ちの奥深くに立ち入るような後押しをしない事が重要である。サブグループがあれば、メンバーは、サブグループが行ける深み以上に行くことはない。これは、さらに先に進む準備ができているメンバーにとっては、時に欲求不満のもとになる。しかしながらそれはグループに「床」を築き、全体としてのグループがその許容量を着実に増して、メンバーが感情の洪水や退行することなしに、感情を体験できるようにする。SCT では、感情の洪水状態に突然退行することを、「深海への飛び込み」と名付けており、次のような声かけによって、はっきりとそれを思いとどまらせる。「深すぎるところに入り込む前に、サブグループがあるかどうかを確認しましょう。そういった気持ちをひとりぼっちで探求しなくてすむように。」これは、メンバーの 1 人が感情の嵐を体験していて、他のメンバーはそれを見ているという、グループセラピーでは良く知られている光景に代わる、別のやり方を提供する。良く知られている従来のやり方でグループの感情を取り扱うことは、患者にカタルシスを引き起こし、グループにとっても良いことだ、としばしば言われる。しかし SCT の見地から言うと、この「カタルシス」を自らかってでる患者は、それ以前にもそういう体験を何度も経験していると思われ、それゆえ、繰り返しによる苦痛と喜びの、両方を体験するのである。

　そこで、私は Bill を励ますかわりに彼の話に割り込んで、Bill の発言が「全体としてのグループとしての声」なのかどうか、また、彼と一緒に作業する潜在的な可能性を持つサブグループがあるのかどうかを確認した。彼の両隣にい

る 2 人がうつむいている。

> YA：ちょっと待ってください、今、話についてきていない人が 2 人いますね。何かありましたか…（Bill に向かって「あなたの名前は？」）
> Bill：Bill だよ。
> YA：ついさっき Bill が言ったことについて何かある、個人的には気持ちがあるけれど、その気持ちを他の人とわかちあえなくて、それでここから気持ちが離れたのではないですか？
> Al：そうだね。
> YA：他にも、そういう人が…
> Rose：はい。
> YA：そうですか、わかりました。他の人はそのグループではない？
> Group：違います！
> Josh：僕は違う。

当初、全体としてのグループは、気持ちを探求する準備ができているかのように見える。しかし、より深い対人関係を取り扱えるようになる前に、修正すべき一連の別の防衛があることがすぐにわかる。

> YA：あなたは違う。あなたは、自分の気持ちを他の人とわかちあえると？
> Josh：いやあ！　違う！　僕は、特に Bill の言った事に対して反応したわけじゃないんだ。
> YA：わかりました。
> Josh：僕が床を見ているのを、あなたは見たんだよね？
> YA：そのとおりです。あなたは、自分が何に対して反応していたかわかりますか？
> Josh：うーんと、そう、基本的にはあなただよ。僕はやろうと、えーっと、明らかにしようと、あなたがここで何をしようとしているのか、そうすれば、わかる、うーんと、そこから僕が、何か価値あるものを得られるのか、とか、どうやったら得られるか、とか。

YA：何か私に尋ねたいことがありますか？

　私はJoshの声を、私がサブグループをどこへ導いていくのかについて、そこに行く前にもっと知りたいという、サブグループの声として聞いている。彼の発言は、大事な意見表明であり、その意見で彼は中立の立場をとっており、反抗してもいないし従順でもない。彼の意見表明は、彼とグループが次の段階に進む前に準備の作業をするために、彼の知性を活かす良い機会である。[12] セラピストに対する違和感や疑問が、真剣な質問としてグループの中で自由に表現されると、それは、グループが現実検討を行う土台になる。そのためSCTでは、これを誠実な対立と捉えている。

誠実な対立

Josh：うーんと、そうだな、僕は1つ異議があって、全くそうは思えないことがあって、だから、うーん、僕たちがやるのは、あー、僕らにとって新しいこと、というかどんなことについても、それを学ぶには、うーん、うーん、考慮に入れないで、うーんと、過去や未来のことを、うーん、僕は思うんだけど、経験から完全に自由になって学ぶというのは、かなり稀なんじゃないかな、誰にとっても、うーん、うーん、色々思い出すぐらいには年をとってるわけだから。

YA：なるほど、そうですね、私はあなたと議論しようとは思いません。あなたに反対しませんよ。ただ、私が言おうとしている、それは、もし、今日のこのグループで、あなたがすることが、えー、*説明を考える*、だとしたら、あなたにする機会がないこと、それは、今、この瞬間の、あなたの体験を探求することです。

Josh：ああ、僕が明らかに、それが、僕が明らかにしようとしている理由なんだ、あなたが何をしていて、どこに進んでいるのかを。

YA：わかりました、そう、あなたは…そうですね、私はあなたに反対しませんよ、でも、あなたはわかっているでしょうか、今、あなたは分かれ道にいるのですよ？　分かれ道の一方、それは、私が何をし

ているのか不思議に思っているということ…
Josh：ふーむ…
YA：…そして分かれ道のもう一方は、それに関しては、どうやら、今はそちらに注意が向いていないようですが、それは、私がここで色々とやっているあいだに、あなたが自分の体験を探求する、ということです。
Josh：僕はその分かれ道を理解しようとしてるんだけど、簡単じゃないよ、完全に理解するのは。
YA：もちろん、でも、あなたが同時に両方の分かれ道に進めると、私は思いませんし、あなただってそうでしょう。[13]
Josh：無理だろうね。
YA：そうなんです、思うに、あなたができるのは、うーん、わかりました、こうしましょう、もし、あなたがあとの方の分かれ道に関心が持てるなら、今、この瞬間のあなた自身に、まず注意を向ける――試していただけますか？
Josh：ああ、そうしようとしてるんだけど、それが…
YA：…はい…
Josh：それがすごく、すごく難しくて…
YA：…ええ…
Josh：…関心を向けて…
YA：…そうです…
Josh：…あなたから発せられる現在へのめいっぱいの注意…
YA：…もちろん…
Josh：…現在じゃないことが、ものすごい量で出てきて…
YA：…そうですね、その通り…
Josh：…刺激だ。
YA：そして、私たちのここでの現実、私たちはまさに、私が思うに、探求を開始する入り口に立ったばかりです、それはいったい何なのか、私たちが現在にとどまって、気持ちを探っていくのを妨げているものは何なのか。それが、私たちが探求を始めていたことではないで

すか？　ところで、それはいい感じのせめぎあいですか？（*AI の方を見て*）あなたが気にしている、あなたをここから引き離してしまうけれど、同時に、あなたらしさを与えてくれる、あなたの心配のことですけど？

Al：ああ、それは…

YA：…あなたの気持ちもまた、あなたらしさを与えてくれますか？

Al：そうだね、でも、いつもというわけじゃなくて、えーと、いつでも心地良いわけじゃなくて、まだ…

YA：えーっと、今のこの瞬間、何か気持ちがありますか？

Al：ああ、そうだね。

YA：そうですか、それは心地良い？　心地良くない？

Al：どちらかといえば心地良くないね（*作り笑い──ことによると不安状態*）。

YA：（*笑い返して*）どちらかといえば心地良くない。そうですか、それでは、たった今、起きていること、それが何なのか、あなたはわかりますか、あなたを心地良くない気持ちにさせているもの？

アンビバレンス

Al：僕──僕が思うに、僕たちはみんな、ただゲームをしているだけなんだ。僕が言っているのは、僕たちはみんな、僕たちはみんなアンビバレントだということさ。

YA：なるほど。

Al：それか、ほとんどが…

YA：ええ、そう、ちょっと言わせてもらいたいのですが…

Al：僕は、そうしたいとは思わなくて、わかるだろ、分かれ道に立っているとかなんとか、そういうのを考えたいと思わなくて…

YA：ええ、そうですか。

Al：…というか、というか、気持ちはあるけど、それを出せないというか、そうじゃなくて気持ちがないのか…（*AI は両手のジェスチャー*

で、一方の端からもう一方の端を、*片方の手はこれ、もう片方の手はあれ、といった具合に示す。彼の声は欲求不満げである——苦痛な強迫観念を視覚的に描き出している*）

YA：そうですか、わかりました。
Al：全てが新しくて、少しばかり僕を困らせてる。
YA：ええ。
Al：実際、違うんだ——それで、何ていうか、かなり違うものの見かたが…

　この直近のやりとりの3人のメンバーは、グループでの作業を深くまで行っており、変化することが容易ではないことを認めている。SCTの枠組みでは、アンビバレンスは認知的防衛であり、潜在している葛藤の体験を回避するためのものである。SCTのアプローチでは、潜在している葛藤、すなわちアンビバレンスが回避している葛藤に対し、その人が受動的になっていたり、関わりが欠如しているということに、アンビバレントな人の注意を引きつけて、アンビバレンスの防衛を解消することが求められる。一旦、葛藤が関与すると、人は、別の方向に引っ張られる2つの体験をすることが可能になり、それが分かれ道であり、葛藤のどちらの側面を先に探求するかという選択が可能になる。アンビバレンス ambivalence という言葉が「2つ two」と「原子価 valence」を意味することは興味深い。すなわち、異なる原子価の2つの力、異なる方向への方向付け！

YA：はい、それでは、アンビバレンスについて少し言わせてください。アンビバレンスというのは、葛藤に四苦八苦しないための方法です。いいですか、アンビバレンスは、あなたの頭の中に住み着いています。葛藤はあなたの体験の中に住み着いていて、そして、私はあなたに賛成します。まさに今、私は思うのですが、私たちが体験の中に身を置いて、お互いに何か意味のある体験をしようとすることは、簡単ではないのです。そしてそれは、私たちを、自身の問題に直面させるのです。

これは、アンビバレンスが葛藤の回避であるという、SCT の「教育」である。すなわち、グループで心の作業をするのは簡単なことではなく、心の作業はメンバーを、自分の問題に直面させる、という現実をあらためて認めることである。

> Al：そうだね、僕がここにいる理由は、自分が葛藤を対処できないからで、そういう葛藤の解消法、とてもいいね。(*Al は不安げに作り笑いする。*)

ここで Al は、彼のアンビバレンスを葛藤の回避と自然に関連づけており、そのことは、SCT の必要条件、すなわち、アンビバレンスを分かれ道として再枠付けし、患者がどちらの側面を最初に探求するかを選べるようにするための必要条件へと導いていく。[14]

> YA：わかりました、えーっと…すみません…（私が口を挟んだが、Al は「遠慮なくどうぞ」というジェスチャーをする）…あなたは、今、まさに、問題に対処しているわけですが、それをどんな風に思うのでしょう？
> Al：あー、あー、あー、僕は、ただ、ある種、それに賛成しただけで。やりたいわけではなくて…うーん…どんな関わりも持ちたくないというか、どんな特定の、あー、あー、ものの見かたも、今。

ここには、Al と Josh をサブグループにする機会が存在している。しかしそうするかわりに、私と Al は、分かれ道の手法を試みる作業を続ける。

> YA：なるほど。
> Al：あー。
> YA：なるほど、塀の上でどっちつかずの状態にいる[訳注2]ような感じですか？
> Al：あー…（半分頷いて、そして肩をすくめる。）

YA：そうじゃない？

Al：あー…

YA：じゃなければ、外側というよりは、内側にいる。それとも、内側というより、外側にいる？

Al：塀の上でどっちつかずの状態にいて、何かと関わりたいとは思っていなくて…あー…何かがどこかにポトッと落ちたとか…どんなことにも。

さてここで、私は「どっちつかずの状態にいる」ことを、肯定的な行動として再枠付けする。そのことによってAlは、自分がより一層グループの中にいたいのか、それとも、より一層グループの外にいたいのかについて、その選択を探求できるのである。ここで重要なのは、善し悪しの価値判断ではないということである。SCTのセラピーでは、本物の対人交流が生じている環境の中で、メンバーが識別と統合について学ぶこと、それだけが大事である。それゆえ、メンバーが選択することに注意を向けて、2つの方向性の探求から学ぼうとする限り作業が行われ、それは理論にそって実施され、システムの発達を促進していく。[15]

YA：そうですね、でもあなたもわかっているように、塀の上でどっちつかずの状態にいるというのは、とても良い場所ですよね、分かれ道の両方を見下ろすには。そうやって、どっちつかずの状態にいて、あなたは選択を始めているのです。自分自身がグループの外にもっといたいのか（グループを見回しながら）それとも自分自身がグループの中にもっといたいのかという。

私は、グループに共鳴とサブグループがないか探している。グループのメンバーは、用心深くこの場に参加している。グループの相互交流と、塀に関するグループの冗談がある。そして後に、いくつかの意義申し立ても。

作業にともなう自発的なサブグループ形成

Al：確かに…
YA：ええ。もしあなたが現在にいることができるなら！ 他にも誰か、こんな風にどっちつかずの状態にいる人、いますか？
Jane：うーんと、多分、僕もそう。
YA：(Alの方へ振り返って、冗談を言う) あなたは塀の上で頑張らなければなりませんよ！(グループが笑う)
Rose：(Alに向かって、冗談を言う) …あなたがどっちかに下りたりしないんだったらね。
Bill：君は塀に夢中になることもできる。
YA：え？ 何ですか？
Bill：君は塀に夢中になることもできる。
YA：そのとおり、そのとおりです、あなたの思考に、あなたが後戻りするならそうです。もしあなたが本当の意味でその塀の上のどっちつかずの状態にとどまって、自分がどちらの方向へ行きたいか、刻々と自分自身に問い続けるなら――あなたはグループの中に入りたいと思いますか、人々と出会って、どうやって気持ちをわかちあうか、そういったことを学ぶ作業をしたいと思いますか？ それとも、あなたがすでに知っているやり方に戻りたいのですか――自分自身の身の守り方――私たちみんなが得意なやり方です。

私が話している間、Bill は目を手でぬぐっている。残念なことに、私はビデオテープをみるまでそのことに気づかず、彼が目に涙を浮かべていることに、私はこのセッション中、気づかないままで終わる。

Bill：僕の気持ちをわかちあいたいんだ、でも、なんてことだ、どうやっていいかわからない。
YA：そうですか。

Bill：でも、わかちあいたいんだ。

　私は Bill にアクション、すなわちアイコンタクトでグループと相互交流するよう提案し、それが彼を現在の中でみんなと結びつけ、彼に分かれ道を提示するに違いないと思っている。分かれ道の一方は、彼自身と彼の気持ちに関する、彼の思考と結びついている彼の体験、もう一方は、そういった彼の思考と相対することのできる状態で、彼自身がそこにいるという体験。これは彼の認知の地図をあらためる最初のステップになるだろう。

YA：そうですね、まず最初のステップは、グループを見回して、誰か他にも気持ちをわかちあいたいと思っている人がいるかどうか、確認しましょう。私たちは、あなたの言うようなことをどうやってやるかわかりませんし、このグループでは、まだそれをやっていませんしね。

　これもまた技法上の重要な瞬間である。グループのメンバーは、互いに結びついて、より近い関係になっていく。Bill は、グループを次のステップへとリードするために突出してきている。彼は、自分の気持ちをわかちあいたいという、はっきりとした主張をして場に加わっている。私にとっての分かれ道は、彼と直接作業して、彼を邪魔する抑制力を取り除くのか、それとも、彼と同じことをどうやってやるかを学ぼうとしているサブグループの中で、彼をグループに結びつけるのか、である。ここでの私の選択、すなわちグループの機能がまだ初期の局面にある今の場合の選択は、グループの新しい１つ１つのステップに、メンバーが一緒になって進んでいくように、そして置き去りになっているかもしれないメンバーも、一緒になって抑制力を取り除いていくように、グループを励まし続けることである。Josh、Nan、June、Pam、Jane らの、ここまでの関わりは、まだほんの少しだけだが、しかし非言語的な反応からは、加わる準備ができているようにみえる。
　いかに容易に、そして意識しないで、セラピストがコミュニケーションのパターンに影響を及ぼすことができるかを、気にとめておくことが重要である。

相互交流のほとんどが、グループの私の左側サイドから生じていたという事実があり、私もまた左側から相互交流を強化していたという事実がある。私はグループの別のサイドからの相互交流をサポートすることが重要であろうと、この時点で気が付いている。しかしながら、注意して欲しいのは、メンバーがそうであるのと全く同様に、私もまたグループの力動の支配下にあり、コミュニケーションのパターンが変化するまでには、いくばくかの時間が必要である。

> YA：*(再度記載)* そうですね、まず最初のステップは、グループを見回して、誰か他にも気持ちをわかちあいたいと思っている人がいるかどうか、確認しましょう。私たちは、それをどうやってやるかわかりませんし、このグループでは、まだそれをやっていませんしね。
> Sam：僕は塀の上でどっちつかずの状態だよ。
> YA：あなたは彼と一緒に塀の上でどっちつかずの状態にいる。*(私は Sam と Al を手のジェスチャーで結びつける。)*
> Sam：僕は、中へ飛び降りる方に傾いている。
> YA：そうですか。*(私は微笑み、彼と結びつきができる)*
> Sam：でも、さあ一緒に…
> Bill：僕には問題があって、何かに自分の気持ちがかき乱されると、そのことを誰か他の人に話して、人を嫌なことに引き込んでしまうんd。
> YA：なるほど。
> Bill：僕は…僕は、そんなに闘争的な人間ではないよ。
> YA：それでは、あなたの嫌なことに、ここで誰を引き込みたいのでしょう？
> Bill：まだ決めてないよ！*(全体の笑いと Bill に対する支持的な反応。)*
> Bill：まだ決めてないよ。*(グループは冗談を楽しみ続けている。)*

これは、SCT の考え方からいうと、笑いが、その時の文脈によって、いかに推進力にも抑制力にもなり得るかを示す良い例である。これまでのところ、サブグループを形成する準備状態として、グループは結束しており、ともに作業し、互いが支え合うだけの力が存在している。これは、笑いが推進力になる

文脈である。この笑いは作業に対する防衛ではなく、作業する環境の一部である。

　このグループの特徴の1つとして再確認されていることは、メンバーのジェスチャーと彼らの話すことが一致していることである。そして今、笑いというさらなる自然現象があり、お互いに笑い合ったり冗談を言い合う自由が存在している。

自発的な文脈認識

> Josh：違うな、僕はそんな風には体験してないね。僕は自己認識をしようというのと、ここで起きていることに、いわば、めいっぱい関わろうっていうのと、両方をやろうとしてるよ。
> YA：なるほど。
> Bill：今のところ、僕は、まだそういう風にはやれないな。あれこれやってはみてるけど。
> YA：でもそれは、私たちみんなにとって、とても重要なことのように思えます（*私は話している最中に、グループ全体をアイコンタクトしながら見回す*）──どうやったら、私たちは、お互いのこととグループの両方に注意を払えるのか、そして自分自身にも注意を払えるのか。私たちはみんなで作業しているという意味で、それはとても重要な体験のように、私には思えるのです…

　またしても、グループからかなりの集中的な注意が、私の言っていることに向けられる。私は対人的な相互交流の、最後のステップをグループに導入している。

　SCTでは、グループに異なる3つのレベルのシステムがあると理解している。すなわち、メンバー、サブグループ、全体としてのグループである。この3つのシステムのコミュニケーションがある時に、セラピーを受けるためにグループに参加している人たちの可能性は最大になる。しかしながら、これら3つのレベルのシステムが、グループの中に現れてくるためには、その前に、

グループに参加している人たちが、どのようにしてシステム・センタードのメンバーになるかを「学ぶ」必要があり、そこまでに行われる作業のほとんどが、それに関するものである。

　システム・センタードのメンバーになるために、人々はグループの外での役割は外に置き、自ら持てるエネルギーとともに、今、ここで、のグループに加わって、システム・センタードの役割をどうやってとるかを学ばなければならない。システム・センタードになる最初のステップは、彼らが自分自身ととる関係には、2つの部分がある、という認識をすることである。それは考える部分と気持ちの部分である。これを認識すると、2つのやり方、すなわち、考えるやり方と、気持ちでのやり方で、自分自身と関係することが可能になり、そして、分かれ道において、説明へと導く道と、もう一方の、探求へと導く道の違いを学び、その学びはシステム・センタードの作業にとって、極めて重要なのである。このグループは、すでに十分「現実を発見する」作業をしている。グループはこれに関して2つのサブグループで作業を始めた。1つのグループは、彼らとグループ（彼らの環境）との関係について、彼らがまだ知らぬ未知のものに焦点があてられ、もう一方は、彼らと自分自身の関係について、彼らがまだ知らぬ未知のものに焦点があてられた。メンバーは、自分自身に関して、より多くの注意を常に向け、今、ここで、の中で、自分自身についてわかることを報告し始めている。次のステップは、彼らの注意を自分自身に、そして他者にも向けることである。私たちがシステムを語る際には、それをシステム内 intra-system とシステム間 inter-system といい、人々について語る際には、それを個人内 intrapersonal と個人間 interpersonal という。

　　YA：*(Al を見て)* あなたはどっちつかずの状態にいて、グループの外にいるあなた自身に、部分的に注意を向けていて、また、グループの中にいるあなた自身に、部分的に注意を向けている——合ってますか？
　　Al：*(数回頷く。)*
　　YA：まだそうしていますか？
　　Al：*(数回の頷き、私たちはつながりを維持し、お互いに頷く。)*

YA：わかりました。（グループに向かって）さて、私たちは、いわゆる分かれ道に立っています。今、起きていることが、私たちの関係性にとって、何か意味を持っている、それについて、お互いがもっと話し合うことができるでしょうか？

依存の質問

Pam：以前、グループに参加したことがあるものとして言うけど…私はこれまでにたくさんのグループセラピーを受けたことがあるし、だから、今、ここで、に四苦八苦することや、やり残したことを、後で取り扱うことは知ってるわ。そのために個人カウンセリングがあるわけだし、私にとって、ということでいえば、このグループの一員として、私は遅れてきたにもかかわらず、グループの中にいるような感じがすでにしてるわ、でも、あなたが私たちに話して欲しいといった、その課題が何なのか、はっきりとわからなかったのよ。

　これは、全体としてのグループの学派と、SCTの対比を描き出す良い例である。全体としてのグループの学派の作業でいえば、まずPamは、グループの2つのことを表している。1つはメンバーシップについて、つまり、遅れてきたメンバーであり、グループの中で沈黙するサブグループのメンバーの両者である。2つめは、グループを導く、ちょっとしたリーダーだ、ということである。つまり、何をするかをグループに告げるという。全体としてのグループの学派の場合に、私がとる役割は、説明や指示を与えるような受け答えをしない、ということになる。私は、何をするかという課題を、介入（望ましくはグループへの介入）、あるいは沈黙で、グループに返すだろう。

　しかしながら、システム・センタードの場合、私の役割にとって重要なことが3つある。1つ目、沈黙するサブグループが声を発していること。2つめ、遅れてきたために、オリエンテーションに関する作業が、実際にいくらか抜け落ちているメンバーが、方向性について尋ねていること。3つめ、これが最も重要なのだが、Pamの質問が、グループにおける新しい「教育」の局面の

始まり、すなわち機能的な依存がある中で主に作業される局面の文派上で、発せられているということである。[16]

目標達成に向けた答え

> YA：そう、私がみんなで話したいと思っている課題、それは、私たちがどんなところにいる時でも、自分はこうありたいと思う、その状態になるのを何が止めているのか、それについてもっと学ぼうということです。そして、今、現在でいえば、私たちがいるのはこのグループです。なので、このグループの中で、自分はこうありたい、そうなるのを何が止めているのか、それを私たちは知っているでしょうか？

私は話すのを少し止めて、私の右側の、沈黙するサブグループとのつながりを維持している。しかしながら反応は、Bill から生じ、そして彼は活発なサブグループのメンバーのひとりである。興味深いグループ力動の課題が、現段階には存在している。グループというのは、それが顕在的であっても潜在的であっても、強化からすばやく学ぶものである。グループの中の活発なサブグループは、そのほとんどが私の左側にいる（私のすぐ右どなりに座る Rose を除いて）。それゆえより多くの交流が、私とグループ全体、それと、私と活発なサブグループの間に起きている。また活発なサブグループはすべて男性である。そしてグループは、グループの片方の半分よりも、もう一方の半分と、より交流することを潜在的に強化している。私たちは今、個人で作業するのか、それとも、全体としてのグループで、人が自らの暮らす世界でこうありたいと思う、その状態になるのを何が止めているのかについて探求を行うのか、という境界に立っており、私にとって重要なのは、沈黙するサブグループが加わるのを強化することである。と同時に、自然発生的に生じるどんな作業も私は邪魔したくない。

この転換地点、すなわち、境界における抑制力を主に弱める作業をするのか（防衛の修正）、それとも、もっと活発にサブグループ形成の作業をするのか、

という転換であるが、私にとって転換は、いつでも乱気流のようなものである。そしてそれは、ある方向、もしくは別の方向に意図的に導くというよりも、むしろグループの流れによってリードされる。SCT の作業で 1 つ好ましいことは、分かれ道、つまり、一方の道は防衛の修正、もう一方の道は教育、という分かれ道のおかげで、そのどちらをグループが選択しても、グループで作業するのに何か有益なことが常にある、ということである。

境界における乱気流：恥ずかしさ

> Bill：僕は知ってるよ、何が僕を止めているのか。僕はなんだか恥ずかしいんだ、僕に起きていることが。だからそれについて話し合いはしたくないね、わかると思うけど。
> YA：今のこのグループで、あなたに起きていることが恥ずかしい？
> Bill：どんなグループでもそう。
> YA：だから…
> Bill：時には、僕のセラピーでも…
> YA：すみません、いいですか、あなたが私たちに向けてすでに話したのは、セラピーの状況で、あなたは、何か気持ちを持つのがとても難しい、ということです。
> Bill：うーん。
> YA：いいですか。
> Bill：1 人でなら、とても簡単だよ。
> YA：ええ。そしてあなたは今、私たちに向かってこうも言っています。あなたを止めているものの 1 つは、恥ずかしい気持ちですと。
> Bill：そうだよ、きまり悪さとか、恥ずかしさ。

これは非常に重要な出発点である。恥ずかしさや内気、きまり悪さ、屈辱の気持ちについて考える方法の 1 つは、本物の自分と、防衛し社会化した自分との間に横たわる境界での乱気流としてそれらを考えるやり方である。するとこれは、次の選択になる。恥ずかしさや内気がいかに痛みを伴うか、というこ

とに注意を向けるのか、それとも、欲望へと動機づけられることに注意を向けるのか、である。その人の自然な自分自身を「現すこと showing」に関して、欲望 want、は推進力であり、恥ずかしさと内気は抑制力である。

> YA：おわかりのように、私はそれに関して、ただ言いたいだけなのです。私たちが自分自身を表現する時は、ちょっときまり悪い感じがいつもしますし、ほんの少し内気にいつもなりますし、時には少し恥ずかしくなりますし、時にはすごく恥ずかしくなります。だからといって、もし、そういうきまりの悪さとか、恥ずかしさとか、内気の方に注意を向けるなら、私たちは、自分を表現できなくなってしまいます。もし私たちが、自分自身を表現したいという望みの方に、より注意を向けるなら、私たちの可能性は高まるのです。そう、あなたは1つの分かれ道に立っているのですが、もしあなたが、あなたの恥ずかしさの方に注意を向けるなら、今、あなたが、グループで自分自身を表現することは、さらに難しくなるでしょうね。
> Bill：僕がこのグループを克服したかどうかを知る唯一の方法は、僕の顔に涙が流れはじめるかどうかだ。
> YA：もしそうなったら、それで安心しますか？
> Bill：そうは思わないね、違う。
> YA：そうですか。あなたは今、悲観的な予測をしましたね。
> Bill：そうだよ。
> YA：どうしていますか？（私はAlに尋ねる）今もまだどっちつかずの状態ですか、それともそこから離れましたか？
> Al：うーん、いや、まだどっちつかず。
> YA：それはすばらしい。（グループを見回す。）さて、私たちがこうありたい、ということの邪魔をして、私たちが、今、ここで、にいるのを止めているもの、それが何か、私たちは知っているでしょうか？

グループは10秒のあいだ沈黙し、しかし注意深い状態になる。私は「沈黙する」サブグループにより多くの注意を払い、自分の右側の方をみている。し

かしながら Sam、すなわち私の左側にいる沈黙するメンバーが沈黙を破る。この時点で私が懸念しているのは、コミュニケーションのパターンがすでにできあがっており、左と右の活動性のレベルを変化させるのは、できなさそうだということである。これは悲観的な予測。

> Sam：多くの人の前で心を打ち明けるという、この恐怖、それは普通のことだ。
> YA：それが普通でないとは言っていません。
> Sam：それは…
> YA：私たちが言っているのは、あなたを止めるもの、それをあなたは求めますか？
> Sam：いいや（きっぱりと）、僕を止めるものを、僕は求めていない。
> YA：ええ、そうですね、それで、自分自身のどの部分をここで表現してみたいか、ということに関して、あなたに何かわかることがありますか？

ここに再び SCT の強調点がある。すなわち、今、ここで、の文脈で葛藤を表出することと、葛藤「について」語るかわりに生き生きと文脈の中で葛藤を体験する時、その人が何を学ぶかを理解することである。

依存の質問

> Sam：あなたは僕からいったい何を聞きたいんだろう？　なぜ僕は、なぜ、そもそも僕がここにいるのか、ということ？
> YA：そうですね、わかりました。そう、今、私たちは、また別の分かれ道に立っています（*私はグループを再び見回す*）──もしあなたが、ここで自分自身を表現するとしたら、あなたは、私があなたに表現して欲しいと思うあなた自身を表現するつもりですか？　それとも、あなたが表現したいと思うあなた自身を、ここで表現するつもりでしょうか？　どちらをやりたいですか？

Sam：僕は、何をすることが僕たちに期待されているかを聞きたいんだ。僕は、ここの外で百万の問題を抱えてるし、過去には、百万のことが起きてる…あなたのここでのプログラムが何なのか聞きたいし、それが僕たちの助けになるかどうかを知りたいんだ。

YA：わかりました（私はグループを再び見回して、慎重に「沈黙する」サブグループを中に含めて）、誰か他に、同じボートに乗っている人は？

Jane：私、私も彼と乗っているわ、彼の言ったことは説得力があったと思う。（*Jane は消極的な感じで座っており、従順の筆頭であり、両手を膝の上に重ね、やわらかい口調で話す。*）

YA：うーんと、あなたは、それをどんな風に言いますか、あなた自身の考えとして言うなら？

　私は Jane と Sam の両方と、つながりを維持している。私は、片方からもう片方へと視線を移動して、非言語的にサブグループ形成を促している。私たちは、未だ非常に重要な転換点にいる。すなわち今回は、消極から積極へ、である。私は、メンバーがこうありたいと思うことと、彼らがグループの中で関わり合うやり方が、積極的に結びつくよう、ここまで何度もメンバーに働きかけている。Bill は分かれ道に立っており、その一方は、彼がグループで表現したいと思う気持ちをグループで表現すること、そしてもう一方は、恥ずかしさである。Sam が立っている分かれ道は、私を喜ばせるのか、それとも彼自身を喜ばせるのか、である。そして今、Jane が立っている分かれ道は、誰かの意見を後押しするのか、それとも自分自身の意見を言うのか、である。Jane は、さらに沈黙するサブグループからの誠実な反対もまた表出している。

Jane：そうねえ、うーん、思うんだけど、うーん、私たちはみんな目的があってここにいて、それから、みんなあると思うのよ、うーん、バリアが、取り除かなければならない、そして、うーん（肩をすくめて）、私たちはみんな、協力してみるべきだし、そして、うーん（*彼女は重ねていた手をほどき、彼女の椅子のアームに置いて、姿勢よ*

く座りなおし、頭をまっすぐにする）、そうね、出てきて話すのよ、私たちが本当に考えていることを、茂みの周りをつつくんじゃなくて。(彼女は頭を垂れて、まゆ毛ごしに上目づかいで私の方をまっすぐみつめる。)

　Janeは、今や作業ができる状態であるかのようにみえる。彼女は、グループが始まった時に、彼女がちらっとだけ見せたやり方で、彼女自身と結びついているようである。その時彼女は「ええ、多分」と反応し、肩をすくめ、そして急に、かなりエネルギッシュになり、消極的な態度から積極的な態度に変化して、「もちろん」と力強く言っていた。

作業
Work

　　YA：そうですか、それで、何か言うことが？
　　Jane：私たちはみんなどっちつかずの状態にいるのよ、さあ、そのことに向き合って（前の方に座り、より力強く話し、手のジェスチャーも入れて）。
　　YA：なるほど。
　　Jane：私たちはみんなどっちつかずの状態にいるのよ。
　　YA：ええ。
　　Jane：そう、えー、彼はまさに今、どっちつかずの状態から離れようとしているわ、あなたに自分がどんな風に感じているかを話して（彼女のジェスチャーは、より大きく、よりなめらかになり、「どんな風に感じているか」といった時、少しの間、握り拳を作る。これは、SCTが意志の動作と呼んでいる例で、それは、その人が気づいていたり、あるいは気づかないでいる情動と、非言語的につながっている）。
　　YA：わかりました。そしてあなた、今のこの瞬間は？
　　Jane：今、私も彼とおんなじよ。(彼女はまだジェスチャーしているが、

　　　　　　しかし、彼女が言い終わるとともに、彼女の右手はだらりと垂れる。)

YA：そうですか。

Jane：そう、だからほめて欲しいのよ (再びだらりと手が垂れている)。

YA：そして、あなたの考えから出てくる気持ちがありますか、というのも、あなたは、あなたが私たちに話しているのは…

Jane：ええと、うーん、私、あー…

YA：…どう思いますか？　そこから出てくる気持ちがありますか？

Jane：(Jane は作り笑いし、フッとひと呼吸してかき消す) わからないわ、多分、不安、わからない、はっきりとは、きまり悪さもある (彼女は両手を合わせて、左の指と右の指をからませる)、不安、それと、うーん、ちょっとした怒り、それと、それと、うーん、わからないわ、たくさんのこと。

　私は慎重に強化作業をここで行い、怒りについて、それを私たちがグループの中で「コンテイン」する気持ちの1つとして正当化する。この場合のコンテインの意味は、気持ちを認識し、それを体験したり探求すること。行動化するのではなく、ということである。

怒りと識別：標的とは別の怒り

YA：わかりました、そう、あなたが持ち込んでいること、それはこのグループにとって新しいことです——どうしてかというと、私たちには不安がありました、きまり悪さもありました。

Jane：うーん。

YA：好奇心もありましたし、ワクワクする気持ちや、他にもたくさんありました (グループを見回して) ——でも、あなたは、ちょっとした怒りをグループに持ち込んでいるのです。

Jane：そうよ。

YA：そうですね。他にそういう感じがある人、誰かいますか？

（沈黙）

Sam：僕は自分に対して怒りがある。

YA：それは切り離しましょう…

Sam：わかった。

YA：怒りの気持ちを体験することと、その標的をどうするかということは、切り離しましょう。

Sam：うーん。

YA：どうしてかというと、人は怒りをもつことができますし、あらゆるやり方で標的を作れます。自分自身を標的にできますし、私を標的にできますし、世界だって標的にできるのです。でも、怒りの気持ちとはいったい何ですか？ あなたは怒りの気持ちがあるのですか？

Sam：たった今？ ないね！

YA：ない？ ないのですね。(*私の声は少し残念そう。*) わかりました。そう、それなら、あなたはそのボートの一員ということにはならないでしょうね。誰か他に、怒りの気持ちがある人？ それともボートに乗っているのは1人だけですか？（*グループを見回す。*）怒りの気持ちはないのでしょうか？

Bill：もし、あなたが僕にそう言ったのが3日前なら、僕には怒りの気持ちがあったと思うよ。(*過去への逃避。*)

YA：(*Billを見て、そしてJoshをみる。*) 私たちには、何か怒りがあると思うのです、まさに今。あなたはありますか？

Josh：ああ、あなたに。

YA：そうですか。

Josh：プログラムが何なのか、僕は今だにわからない。

YA：そうですか。あなたは、怒りであちらの人に共鳴を感じますか？（*Janeに向かって*）聞き損ないました？

Jane：私に言ってるの？

YA：ええ。

Jane：感じないわ。

YA：聞き損ないました？

Jane：私は、えー…

YA：どうしてたんでしょう？ あなたには居たというのに…

Jane：ええと…

YA：…あなたの怒りの仲間が。聞き損ないました？

Jane：彼はそういうけど、でも、私が言いたいのは、彼が本当に怒りを感じているかどうか、定かじゃないのよ、私が言いたいのは…

YA：わかりました。

Jane：彼にはそれがみえない。彼は怒っているようにみえないわ。

YA：それなら彼に尋ねてみますか？

Jane：他の人が怒っていると思うわ、だから私が言いたいのは…

YA：それでは、他の誰が怒っているように思うのでしょう？

Jane：そうね、ここに座っている女性の多くが怒っていそうだわ。(*June*を見る。)

YA：だったら、彼女に尋ねてみますか？

Jane：わからないわ、みんなに何を聞けと？

YA：そうですね、あなたはただ…

Jane：何を尋ねるべきだと？

YA：ゆっくりいきましょう！

Jane：…わからないわ。(笑う)

YA：すごくゆっくりといきましょう。これは、これは…

Jane：私が言っているのは、えー、彼女だと思う、彼女は心に何か怒りを持ってるわ。

マインドリードのチェック

YA：ちょっとそのまま。

Jane：いいわ。

YA：あなたは今、1つ確信しました。

Jane：ええ。

YA：いいですか？

Jane：確信してるわ。

YA：ええ、あなたは2つのことを確信しました。

Jane：いいわ。

YA：そうです、1つの確信は、彼は怒っていない…

Jane：そのとおりよ。

YA：…もう1つの確信は、彼女は怒っている。

Jane：ええ。

YA：いいですね、それでは今、あなたの確信をチェックしていただけますか？

Jane：何を？　どうやってするかわからないわ。

YA：ええと、あなたは、はい、または、いいえ、で答えられるような質問をします。

Jane：いいわ、質問するわ、単刀直入に質問してみるわ。(*June に向かって*) あなたは怒っていますか？

June：いいえ、このグループでは、いいえ。

Jane：ここにいる誰にも？

June：いいえ。私はリラックスしてる。

Jane：単にリラックスしてる？

June：実際、リラックスし過ぎてるわ。

Jane：あなたの様子は、私には全く違ってみえるんだけど。(*笑う*)

YA：(*Jane に向かって*) ちょっとそのまま。

June：眠ってしまえるほどよ、眠ってしまえるほど。すごくリラックスしてる。

YA：(*June に向かって*) それで、まさにこの瞬間、あなたがしていることは…(*Jane の方を見て*) あなたのお名前は？

Jane：Jane

YA：(*June に向かって*) あなたは、Jane が、彼女が持っている現実をチェックするのを手伝っています。そしてあなたがしていることは、Jane に、彼女が考えるのと、あなたが考えるのと、違う2つのもの

がある、というのを告げることです。
June：ええ。
YA：あなたは、とても重要な作業をしています。（Janeに向かって）彼女を信じますか、Jane？　そのこと（Juneに向かって）――あなたのお名前は？
June：June
YA：そう、あなたはJuneが今、怒っていないというのを信じないのですね、彼女があなたに、怒っていないと言ったにもかかわらず。
Jane：そのとおりよ。

認知的不協和のチェック

YA：それはあなたにとってどうなんでしょう――あなたが持っている現実をチェックして、Juneの現実があなたのとは違うことがわかって？
Jane：うーん。
YA：…そしてあなたは彼女を信じない。
Jane：うーん。
YA：どう感じますか？
Jane：そうね、私が感じているのは、うーん、あなたが思っている、私は考えなおすべき、でも、うーん、同時に、私の最初の、うーん、私の最初の印象が、うーん、わかるでしょ、すでにそうだと言っていて…
YA：そう、考えを変えるのは難しい、ですよね？
Jane：そうねえ、今のところ変えないわ。
YA：そうですか。それは、あなたが抱えている困難の1つですか？
Jane：そうよ。
YA：わかりました。ということは、今、私たちはこのグループで、あなたが外の世界で抱えているのと同じ困難を、一緒に抱えているということでしょうか？

グループという場で生じる反復、その場合反復は、探求されたり、それまでとは異なる結果を伴って理解されることが可能であり、それはグループセラピーがもつ主要な力の1つである。SCTのグループでは、人の基本的な防衛を同定し、変化させるための仕組みを作動させるのが、サブグループの作業の主要部分であり、サブグループで個々のメンバーは、自分たちの抱える困難が、人としての困難であることへの気づきを増してゆき、そして、もし自分たちに、現実をチェックする気があれば、必要なだけ何度でも、困難を解消できることがわかっていく。SCTのメンバーは、防衛が再び生じても、それを察知することができる限り、問題にならないと教えられ、そして自らのエネルギーを防衛から徐々に引きあげて、自分たちが防衛しているのが、何の葛藤、あるいは感情の何の衝動なのかを探求するよう言われる。

　Jane：うーん。
　YA：いいですか？
　Jane：多分、そう。
　YA：多分、そう、それとも本当にそう？
　Jane：どうかしら、本当にそう、というべきでしょうね。完全にそうだわ。
　YA：わかりました。あなたの持っている現実を、今、もう一度、チェックしてもらえますか？　あなたは、判断しましたね──(Joshに向かって) あなたのお名前は？
　Josh：僕はJosh。
　YA：(Janeに向かって) あなたは、Joshは怒っていない、と判断しましたね？
　Jane：うーん。

2つめのマインドリードのチェック

　YA：彼がはい、もしくは、いいえ、で答えることのできる質問を、彼にしていただけますか？
　Jane：そうね、同じ質問を彼にできると思うわ、うーん、あなたが、あー、

口にした、怒りを感じてる、うーん、感じてた、あなたは怒っていますか？
Josh：あー、怒ってないよ、今はね、うーん、僕、僕は怒ってたと思う、あー、ほとんどがすぐに放出されて、そうだな、多分、君がその観察をするまでにね、だから僕は君に同意するよ。
Jane：私に同意するの？
Josh：そうだよ。
Jane：わかったわ。
Josh：その時、君がその観察をした時には、僕は君の意見に同意するよ。
Jane：うーん。
YA：どうですか？あなたに同意しない人が1人、そしてもう1人、Josh、あなたに同意した人が1人。それはどう感じますか？
Jane：そうね、完全じゃないわね、あー、間違いね（笑う）私の。
YA：ええと、待って下さい、それをどう感じますか？
Jane：何を言ってるの？
YA：あなたは1回、予想が的中して、もう1回は的中しなかった。
Jane：うーん。
YA：それをどう感じますか？
Jane：私の予想が的中したかどうか、わからないわ、彼の言っていることがわからないのよ。
YA：それであなたは、あなたには…？
Jane：いいえ、ごめんなさい、私、彼の言ったことをちゃんと理解してないわ。
Josh：おっ、僕が言ったのは、うーん、あの時、僕が言った、僕は怒ってて、それは僕がどう感じていたかということで、それで、その時、えー、君が…
Jane：そのあと？
Josh：そう、ほんの少しあと、君が僕を見定めて、僕が怒っていると思わないと、僕が思うに、えー…
Jane：ああ、わかったわ…

Josh：思うんだけど、ちょっとの時間で十分に変化したんだ、君が言い当てたように。

Jane：私はその部分を手がかりにした。わかったわ。私は最後の部分を手掛かりにした、あなたが怒っていなかった。その部分。

Josh：そうさ、僕は…

Jane：そう、そのとき…

Josh：1、2分前はね、だけど…

Jane：ええ、わかった…

YA：さあ、どうですか？ あなたは2つの違う体験をしました、それをどう感じますか？ どうですか、人と一緒に、その人が体験していることを、そうかどうかチェックするのは、その人がしていると、あなたが考える体験かどうかを？ それは大変なことですか？

Jane：多分、多分そうね。(私はこの「多分」をやりすごしてしまう。これを取り上げておきたかった！)

YA：そうですか。ここに誰かいますか、同じ困難を抱えている人？ (Al が手を挙げる。) そうなんですか？

Al：そうさ、その時、なぜかっていうと、ひどいことの多くは葛藤で、体験との間の、僕と対立する…

YA：はい？

Al：…体験と気分は全部こっちの方向 (左手でジェスチャー) 僕の頭の中にある考えは全部こっちの方向 (右手でジェスチャー)。

　Alのジェスチャーは、彼の2つの「分かれ道」をはっきりと示している。心配は右、体験は左である。彼の「体験と気分」が、感覚的理解をする右脳と接続し、彼の思考は認知をつかさどる左脳と、という関連付けは魅惑的である。

YA：そうですか。

Al：それが僕の身体の緊張と関係してる。とても僕を消耗させるんだ。

YA：それはあなたを2つの違う方向に引っ張る？

Al：うーん。
YA：はい、今のあなたの体験は何ですか、どっちつかずの状態にいて、あなたがずっとそうやってる、その状態で頑張っている、それは？
Al：あー、ただ、ただ、何か僕の興味を引くものがあるかどうか、えー、期待を持っていて、えー、好奇心があって、えー、興味があって、えー、少し感情的に刺激されていて、でも、代償を払うんだ。（悲観的な予測。）
YA：おー！　おー！　あなたはたったいま悲観的な予測をしました、ここまでにあなたは代償を払っているのですか？
Al：ええと、うん、そうだよ。
YA：そうだよ？　どんな風に？
Al：葛藤、こういった感情と…
YA：ああ、わかりました。
Al：…それから考えとの。
YA：そしてあなたはずっと引っ張られている。
Al：それが代償、そのとおり。
YA：そうする価値がありましたか？
Al：うーん。
YA：…これまでのところ？
Al：そのことをいつも考えてきた、不本意ながら、そう、僕は決して…僕はそれに価値があるかどうか、自分に問いかけるのをやめたんだ、何年も前に…

多分、SCT がセラピーで貢献する主要なもののひとつは、そこには選択がある、という事実へと患者を導くことである。その選択は、患者の不安を喚起する防衛的な思考から、彼らのエネルギーを引き上げることを可能にし、そしてそれを、彼らが防衛している体験は何かを探求する方向へと向け変える。

Al：…だって、それは不本意だから、うーん、でも、ないだろうね、それに価値はない…（判別できない）長いあいだ。

Al を箱の中にとどめる

YA：そう、今、この瞬間、私が思うに、あなたはまさに自動的にその状態になって、これまであなたがずっとやってきた方法で、疑問に答えています。あなたの、今、ここで、の体験をチェックするというのではなくて。合ってますか？

Al：ああ。

YA：いいですね、それで、もしあなたが、このグループにいて、どっちつかずの状態にいることについて体験をチェックして、そのことに関心を向けるなら、また、自分が好奇心を感じ、刺激されていることに気づくなら、その時、あなたは自分の体験に気づくでしょう。──あなたを引き裂いてしまうあなたの部分、あなたが張り合っていなければならないあなたの一部分に気づくのです…

Al：わからない…

YA：この30分、そうする価値がありましたか、それともなかったですか？

Al：なかった、する価値はなかった。

YA：する価値はなかった。

Al：あんまりね。

YA：する価値はなかった？

Al：あんまりね。

YA：それをどう感じるのでしょう、何か…

Al：僕は思わない…

YA：もしあなたが…

Al：それほどたくさんの体験をしていない…

YA：焦らないでゆっくり、焦らないでゆっくり、どうしてかというと、あまりに性急に答えると、自分がどう感じているか、あなたが気づかないからです。私の言っていることがわかりますか？

個人的な時間のリズムは、SCT で重要な点である。人というのは、「すぐに

実行せよ」というプレッシャーを体験すると（すでにプログラムされた、適応的ないし自己防衛の機制によって動いて）緊張し、しばしば不安になり、その人のリズムは速くなり、自動的に反応をする。つまり、自然に出てくるというよりも衝動的に。自然な時間、好奇心、知ることの本来のリズムは、そういうものとは異なっている。ほとんどの場合、それはゆっくりとしていて、その場の体験を探求することによって出てくる情報を受け入れる。手短に言うと、情報へのアクセスや処理は、社会化され、防衛的になっている自己がそれを行う場合と、本来的な自己がそれを行う場合とでは、異なるということである。SCT において、センタリング[訳注3]のプロセスは、知的に理解している自己が体験に言葉を付加するより前に、本来的な自己の体験（感覚的に理解している自己と呼び、それは言葉になる以前の体験）の方に、まずアクセスを増すようにデザインされている。

　この部分の作業において、私は Al を、防衛的な心配性から遠ざけて、感覚的に理解する体験へとガイドする試みをしている。気持ち、その人の中の、あるいはその人の、は SCT では重要ではない。それよりも、気持ちを生み出している源が重要である。

　　Al：すべて行き詰まりだ。

選択

　　YA：ちょっと待って！　おー！　あまりに性急に答えると、自分がどう感じているか、あなたは気づきません。自分がどう感じているか知りたいですか？　あなた次第です（*間をあける*）、それは本当にあなた次第なのです、今、この瞬間。
　　Al：ああ。
　　YA：あなたは知りたい？
　　Al：ああ。
　　YA：そうですか。それで、どんな気持ちですか？
　　Al：悲しい（*心を打つ瞬間*）。

Al は右手で顔を覆う。彼が悲しみの体験をしている時を私は邪魔しない。SCT の枠組みで言えば、症状の代償としての痛みは、症状を自我親和的なものから自我違和的なものに変換しはじめる契機である。それゆえ、セラピストもまた、しばしばその個人や人類（セラピスト自身も含む）の中に痛みをみいだすが、それに同情するというよりも、むしろ痛みは尊ばれ、共感的に枠付けがされて、心の作業に利用される。

> YA：そうですか。わかりました。悲しいという現実、現実を受け入れるのがいかに大変な作業か、違いますか？　誰か他に、現実を受け入れるのがいかに大変な作業か、どれほど強くどこかへやってしまいたいと思うか、そういう人、いますか？
>
> *(グループのメンバーは「わかる」という頷きをする。)*
>
> YA：そして、時に人は、そうはしたくないと思い、時に、そうしてしまいたいと思うのです。*(June に向かって言う。彼女はリラックスして座り、そして多分、無関心である。)* そしてあなた？　あなたはまだ眠いですか？
>
> June：いいえ、ただリラックスしてるだけ。
>
> YA：いい感じですか？
>
> June：とてもいい感じよ。私はリラックスして、みんなの言うことを聞いてるわ。
>
> YA：*(Al に向かって)* 離れないで下さい。どっちつかずの状態で頑張り続けて下さい、いいですか、どっちつかずの状態で頑張り続けてください。*(June に向かって)* あなたには、気分が良いといったことについて、もっと学べますよ。
>
> June：うーん。

「気分が良い」サブグループを形成する試み

　これは、June の喜びへのアクセスを増す良い機会であり、また、グループにおける喜びの体験に、他のどんな感情にも勝るとも劣らない、十分な注意を

向けることを正当化する良い機会である。喜びを十分に体験することは、セラピーで、しばしば不当に扱われる。実際、セラピーに限らず、不満足や痛みは、それを表現すべきものとして多く語られる傾向が見受けられるが、それに比しての満足や喜びはほとんど語られない。しかしながら、Juneは作業に、十分注意を集中しているようには見えない。

YA：誰か他に、気分がいい人はいますか？（*Rose に向かって*）そうなんですか？　あなた？　いいですねえ。

Rose：私もそういうこと、いっぱいやってきたわ——気持ちはこっち、考えは別の方向、そして、そういうことや、ごたごたに気をとられて、疲れて、病気になった。知るのはきついのよ、私にとって知るのはきついのよ、自分の感じていることが、必ずしも現実じゃないっていうのを。

YA：まるでそれは…

Rose：苦痛なのよ…

YA：…私たちの仲間がここに（*Al の方にジェスチャーして*）。

Rose：…苦痛なのよ、だって、本当に辛かったから。

YA：そうですか、だったら、あなたたちは同じボートに乗っていたのですね。

Jane：（*Rose に向かって*）うーん（*Rose は Jane の方をみて頷く*）。

YA：そして、あなたたちにはあるんです、両方とも、チャンスをつかんでいます、気分が良い、という体験に心を開く。

June：うーん。

YA：（*Al に向かって*）まだ感じることができない、そうですね？　まだ気分が良いと感じられないんですね——ほら！　戻ってきて！

Al：ああ。

YA：あなたはどっちつかずの状態にいるのですよ、覚えてますか？　どこかに行ってしまわないでください。あなたは自分が悲しくて、苦悩がどれほど強いかということをわかっているし、そして、2人の仲間もいます、今は、苦悩していないし、喜びを感じている人たち

が。
Al：うーん。
YA：いいですか。それがこの先あなたにどんな風に作用するかなんて、あなたにもはっきりと言い切ることはできないのですから。
Sam：（Alのサブグループに加わって）わかるよ。僕は今、悲しくて…
YA：そうですか、それがどれほどきついか、というので悲しい？
Sam：僕は気分がいいよ、やろうと努力してるのはね、実際。

識別

YA：なるほど。それで、あなたは、それがどれほどきついか、というので悲しい…
Sam：そのとおり。
YA：…そして、自分が苦悩しているのが喜ばしい。
Sam：うむ（頷く）。
YA：（Alに向かって）そしてあなたは、それがどれほどきついか、というので、ただ悲しい、今のところは。（Alに向かって）あなたのお名前は？
Al：Al。
YA：それで、今のところ（Alに向かって）、それがいかにきついか、というので、もっぱら悲しい？
Al：そう（頷く）。
YA：（Samに向かって）あなたは、それがいかにきついか、ということが、今は悲しくもあるし、自分がやろうと努力しているのは喜ばしい？
Sam：僕は願ってるよ、1年か2年たったら…（判別できない）
YA：多分、あなたの言うとおりです。
Sam：そう願うよ。
YA：実際の世界は、その人が思うほどきついことは滅多にありません。（Roseに向かって）そして、あなたはそれから何かメリットを得た

　　　　と、すでに感じているのでしょう？（*Rose は頷く*）
　YA：そして（*June に向かって*）あなたはここにいて、比較的新しい体験
　　　　をしていますね？

個人のシステムへの逃避

　この後に示しているのは、SCT が「個人のシステムへの逃避」と呼んでいるものの、とても良い例である。これはエネルギーを、人との関係性の文脈からセルフ・センタードのシステムへと引き揚げてしまうことであり、そこでは自分自身が文脈である。それゆえ、June はサブグループの作業に加わっていない。理想は両方、すなわちセルフ・センタードのシステムと、自分自身の外側の文脈だがそれもまたその人の体験を生み出している文脈の、両方に気づいていることである。

　June：私は悲観的になるかわりに、どうやってより前向きになるかをここ
　　　　で学んだわ。私はいつも悲観的に考えていたの、私にとって丁度良
　　　　くなることなんて何もないし、私のことを好きになる人なんて誰も
　　　　いないし、何をどうすればいいかわからないって。そして今、私は
　　　　学んでいるわ。私は鏡をみて、自分自身に言うの、「あなたは美し
　　　　い。私はあなたを愛している」って。自分にそんなこと、決して言
　　　　えなかった。最初にそれをやった時はバカバカしいと思ったわ、で
　　　　もそれで気分が良くなり始めたの、だって私はいつも、自分のこと
　　　　や自分のやることを、すべて下に見ていたし、だから、私のまわり
　　　　にいる他の人たちはみんな、私を下にみてるんだと思ったし、だか
　　　　ら、その人たちに従って、合わせてた――「あなたが正しい、あな
　　　　たが正しい」って――でもここでは、それは正しくない。私も他の
　　　　みんなと全く同じようにすばらしいんだって、それを今、学んでい
　　　　るの――私のことをまず最初に考える、まわりのみんなのことを心
　　　　配するかわりにね。
　YA：あなたがやった、と言っているのは、グループの中でですか？

June：この病院に来てからと、このグループの中にいるあいだよ。みんなの言うことを聞きながら、でも、特にあなたのいうことを聞きながらよ。

YA：どんな風にして？

June：自分は他の誰よりも重要だと思わされたわ——私が一番、そしてこれからもずっと私が一番よ。他の人たちが、私を地べたに落とすようなことはもうさせないわ。

YA：ええと、それは、あなたは自分の考えにも、あなたを落としめるようなことはさせない、ということですね。

June：そのとおりよ。だから私はとてもくつろいでいると言ったのよ。だって、私はあなたの言ったことすべて、話題にしたこと、あなたの話したことの中で救いようの無いこともすべて、楽しんでいたから。

YA：それであなたは良い体験をしたのですね。

June：ええ（*数回頷く*）。

　June とは作業しないことがこの時点では重要であるように私には思えた。つまり、June の気分の良さは彼女自身についての楽観的な予測からきているもので、その彼女に現実をもたらすことは、彼女の今の適応状態を脅かすに違いないからである。私は、彼女がかなりしっかりと薬物治療をうけており、楽観的な考えをするように調整されていて、そのことは彼女が現実を認識しない状況を提供しているが、しかしそれが、彼女が以前に抱いていた悲観的な考えから彼女を守っているのだろう、という感じを持っていた。しかしこれはSCT とは異なる治療的なアプローチである。SCT の場合、メンバーが現実の良い側面も悪い側面もともに受け入れる能力を高めるよう求め、現実がすべて良い、すべて悪いの、どちらかに切り離す反応をしないようにするからである。そしてこの時の 2 つめの重要な理由は、時間がほとんど無くなっていたことである。

グループを終了する

YA：あと10分余り時間があります。私の提案は、みなさんがこのグループで体験したことについて、少しのあいだ、話し合えたらということです。みなさんにとって意味のあったことは何か、がっかりしたことは何か、良かったように思うことは何か、何かをここで学んだかどうか。これからの10分は、みなさんの反応について話す時間にしませんか──これが役に立つと思うのか、そうでないと思うのかについて。

推進力と抑制力
Driving and restraing forces

　私はすべてのSCTのグループで用いられているエクササイズを導入する。それはグループの作業から、グループの外の現実へと移行するのを促進するものである。つまりそれが、メンバーがまさに越えようとしている境界である。エクササイズは「驚いたこと─学んだこと─満足─不満足─発見したこと」と呼んでいる。特に満足と不満足は、彼らが心の作業の次のステップで、それを使えるようにしておくという意味で重要である。満足はメンバーを目標へと結びつける推進力であり、不満足は、目標に到達するのを邪魔する抑制力である。それゆえメンバーは、自分たちが満足したことをより一層実行するよう、また彼らを不満足へと導いたものを1つ減らすよう促される。

　私は力の場の概念を実は導入している。技法として明らかにわかるようには導入していないかもしれないが（第3章、p.156参照）。

Bill：僕はちょっとがっかりしてるんだ。だって何の感情も感じられないからね。
YA：ええ。
Bill：僕は何も感じないよ。

YA：そうですね。あなたの歴史が繰り返されたのですね。
Bill：そうなんだ。もし僕が自分の部屋に戻ったとしたら、多分、横になって30分間泣けるだろうね。泣けないことにがっかりしてるよ——さっき言ったように、僕はセラピストに毎週会ってるんだ。

私は Bill の失望を、今の現実の文脈の中にもたらすよう彼を励ます。現実の中で、彼は目標（泣くこと）を設定することができるし、またその目標へ近づいていくのか、それとも避けるのか、という判断をすることもできる。

抑制力を弱める

YA：もう一度私に試させてください。がっかりしたことが、役に立つことを理解しましょう——がっかりしたことは、再びそんな風にがっかりしないために、あなたに何ができるのかを知るために役立ちます。それで、あなたの次のセラピーのセッションはいつですか？
Bill：外来の？　入院の？　30分後だよ——30分後。
YA：それで、30分後、あなたは自分の気持ちをあなたの参加するグループで表現してみたいですか？
Bill：（録音が聞き取れない）
YA：違います、それは私が尋ねたことではありません。
Bill：そうしてみたいか？　したいね。
YA：わかりました。それで、今日の午後、あなたがここでやった、ある１つのことについて考えられるか、ということなのですが、あなたの気持ちを、あなたがグループで表現するのを、妨げていることについてです。それがあなたのしたいことであるにもかかわらず——30分後に、あなたが変えることのできる、ある１つのことです。（Bill は肩をすくめる。）あなたが肩をすくめて、葛藤と本当の関わりを持とうとしないで、そして、ある１つのことを発見しようとしないのなら、ある１つのことというのは、あなたが今日の午後にここでやったことなのですが、もし30分後に、あなたがそれをやらな

いとしたら、あなたが気持ちを表現する良いチャンスになりますし、それは、あなたがしたいと思っていることですよね。

私はグループに、ずっと力の場を導入している。

- Bill：多分、それはしてみること…グループの中で交流してみること、僕たちが参加する次のグループで、同じやり方で、僕が自分ひとりだけでやっている時と。
- YA：そうですか。それで、どんな風にそれは違いますか？　違う何をしますか、もしあなたが自分ひとりだけでやる時と同じ方法で、グループの中で交流するとしたら？
- Bill：(長い沈黙、数回のため息)わからないよ、僕は…長年の間…(彼はもうほとんど、物語の語りの防衛を使いそうになっている。)
- YA：長年ではないですよ。(私は彼を向けかえて、「今」に戻す。) 1時間半です、私たちは開始して…
- Bill：僕にはわから…

変化のために目標を設定する

- YA：あなたはわかりますよ、だから、そのままにしていてください――違うやり方であなたができる、ある1つの何をしますか、30分後のグループで？　あなたがやりたいと思っている、あなたの気持ちを表現する、より良いチャンスになるように。
- Bill：わかった。ただ正直になること。
- YA：そして、正直に何をしますか、30分後にグループで？　あなたがここではやらなかった。
- Bill：僕の気持ちについて話してみる、僕が感じるのは…
- YA：あなたが話している時に？
- Bill：僕が話している時に。
- YA：わかりました。

Bill：僕は感じてない——僕は自分の気持ちについて話している。

洞察

　私は Bill が、重要な洞察を獲得するメンバーの 1 人になるだろうとは思っていなかった。もし Bill がこの洞察を維持できるなら、セラピーで彼の心の作業を妨げている、彼の主要な防衛が何なのかを彼は同定するだろう。すなわち、気持ちを体験することから学ぶのではなく、彼の気持ち「について語る」という防衛を。

　　YA：そのとおりです。そうです、わかりました。30分後、あなたはあなたの感じている気持ちとつながっていることにベストを尽くす、それがまず最初、あなたの言葉はその次です。それがうまくいくかどうか確認してください。(*Bill は頷き、「むむむ」という。*) それが違うやり方のはずです。
　　Bill：わかった。
　　YA：誰か他の人で、驚いたこと、がっかりしたこと、それから…？
　　Rose：私はこれがすごいってわかったわ…
　　YA：(*遮って*) 彼がどっちつかずの状態から離れています——彼を離れたままにしないで下さい。(*Sam が Al の足をゆすって、彼を戻す。*)
　　YA：すみません——どうぞ続けて。
　　Rose：私は、これがとても面白いことがわかったわ。だって、あなたがここでやったようなことを、私、今までいっぱい読んできたけど、でも、あなたがやったことを他の誰かがやったのを、実際にみたことが今までないわ。私は色んな種類のグループセッションに、いっぱい参加してきたわ、だって…
　　YA：もしあなたが説明をするのであれば、まさに今の体験を、あなたは探求できません。

　「だって because」という単語は、ほとんどいつでも体験の説明へと向かい、

体験の探求から注意をそらす。

> Rose：うーん。あなたは、その瞬間に何が起きているかに、どうやってより集中するか、この時間内に私にみせたわ。プラス、あなたのそういうやり方は、私がこれまで出会ってきたどんなセラピストとも明らかに違ってて、だって、あなたは、私が必要だと思うよりもちょっとだけ強力だった、だけど、あなたは思いやりを持ってやってたわ。そして、グループは、みんなお互いのことを良く知らなくて、そういう人たちを、1時間で協力し合う仲間だ、っていう感覚を持つように試みるなんて、ほとんど不可能な課題だわ──でも、私はあなたがそのハードルを乗り越えたところをみたし、私にとって、参加して、とても役に立ったグループだと感じたわ──そして、そのことをあなたに感謝するわ。

推進力の強化

> YA：あなたは、あなたが今日ここでした、ある1つのことがわかりますか？ あなたがそうしたいと思う方向へあなたを導いた、そしてもっとそうしたいと思うことです。
>
> Rose：もっともっと集中する…たった今に集中すること。
>
> YA：そうですか。(*私たちは微笑み合う。*) 他のみなさん、どうですか？
>
> Sam：僕には問題がある。
>
> YA：それは何でしょう？
>
> Sam：僕があなたをみて気が付いたのは、あなたは、みんなの注意が今に向かうのを求めるんだ──説明するとか、余計なことをごちゃごちゃ言うんじゃなくてね──この5分とか10分とかに集中して、そこから離れないで…
>
> YA：そのとおりです。
>
> Sam：これまでに僕が行った、たくさんのグループは、知ってると思うけど、とりとめもなく話すままにして、将来の何が問題か、とか、ど

うしてセラピーに来たのか、とか、たった今、自分たちは何をしているのか、とか、そういうのって、結局のところ、僕たちをここから外に追いやってしまうんだ。そして、そこでただじっとしてるんだ。

やり残したこと

YA：それで、あなたと私がやり残したこと、それは、あなたがあなたの道を進むのか、それとも、私が進む道を進もうとするのか、そのことに、正面から向き合う作業が終わらなかったということです。そして、あなた自身をしっかりと助けることや、私を喜ばせるのではない状態でいることが、あなたにとって、とても大事なことのように、私には思えます。

Sam：あなたを満足させることは僕の助けにならない。

YA：そのとおり——そのとおりです。あなたを喜ばせることが、あなたの助けになるでしょう。

Sam：それが肝心だ、次の1時間半がどうなろうとかまうものか（今、ここで、を示すジェスチャー）。

YA：そのとおり、私たちが生きているのは、まさに今、なのですから、違いますか？

Rose：（YAに冗談を言う）私は昨日の夜、彼にそう言ったのよ、でも彼は私の言うことに耳をかさなかったわ。

YA：（冗談を返す）何というか、私は議長の立場にいるから、みんながいうことをよく聞いてくれるんです。

Sam：あなたはずっと…さっき僕が言ったようにしてこのグループにいて、彼女を見逃してあげなかった（Janeをみる）。あなたは彼女の気持ちに、彼女を直面させた。

YA：あなたはそれが良かったと？

Sam：そう。

Rose：強いことは、良いこと！

YA：他の人で、何かがっかりしたこと、驚いたこと、満足したこと、学んだこと、どうですか？

Nan：私は自分にがっかりしてるわ。

YA：そうですか、それではそのがっかりしたことを、あなたの次のステップにできるかどうか、確認しましょう。あなたがやらなかった、何をここでやりたかったのでしょう？

Nan：心を開くの、そうすれば自分の気持ちをあふれさせることができるわ。

　SCTの視点でいうと、Nanにとって「気持ちをあふれさせる」ことは、ほとんど治療的にはならないだろう。気持ちの違いを認識することを学ぶ、すなわち、思考あるいは退行から生みだされる気持ちと、彼女自身の現実と彼女を取り巻く環境の中で体験と結びついている気持ち、その違いにSCTのセラピーは主な焦点をあてる。しかしながら、グループのこの部分では、私はメンバーに対し、自分がもっとできることは何か、あるいは減らせることは何か、彼らにはそういう選択がある、というアイデアの方を導入する。したがって、メンバーのどんな満足や不満足であっても、私はそれを受け入れる。

Nanを箱の中に入れる

YA：わかりました、あなたがやったことで、あなたがそうするのをより困難にするような、ある1つのこと、それがわかりますか？

Nan：私は自分の壁を高くするのよ（再び、「以前のセラピーでプログラムされた」ことを匂わせる言い回し）。

YA：そうですか。それで、どうやってそうするのでしょう？

Nan：みんなを閉め出すだけよ。

YA：いえ、いえ、いえ、ちょっといいですか、どうやってそうするのでしょう、どうやってあなたの壁を作るのですか？

Nan：誰も入れないようにして。

YA：それで、どうやってそうするのでしょう？

Nan：えーっと…
YA：物事を考える、それとも感じるのですか？
Nan：物事を考える、私は考えて…
YA：何を？
Nan：なれなれしくしないようにしようとか、巻き込まれないようにしようとか。
YA：あなたは自分自身をあらかじめプログラムするのですか？
Nan：あ、ああ。
YA：わかりました。あなたの次のセラピーのセッションはいつですか？
Nan：よくわからないの。
YA：そうなんですか？
Nan：そうなの。私は土曜にここに来たばかりで。
YA：え？
Nan：私は土曜にここに来たばかりで。
YA：だから、グループには入っていない。
Nan：そうなの。
YA：まだ？
Nan：まだよ。
YA：わかりました。今週のどこかであなたはグループに入る予定ですか？
Nan：そのはずよ。
YA：わかりました。それでは、あなたがグループに入った時にやってみると良いことの1つ、それは、あなたはいつでも自分自身をあらかじめプログラムする、それをあなたはグループで話すのです、私は自分自身をあらかじめプログラムして、高い壁を作って、それを私はしたくないって。
Nan：わかったわ。
YA：やってみますか？
Nan：わかった、やってみる、ありがとう、ありがとう。
YA：もちろん、同じことを何度も何度も繰り返してしまうのは、がっかりします、でも、もし自分がしていることが何なのかわかっていれ

ば、がっかりは少なくなります、なぜならそういう時は、たとえそれが強い痛みをともなうものであっても、そう、私たちがあなたから学んだように（Al を見て）…まだ塀の上でどっちつかずの状態にいますか？　それとも下に降りましたか？

Al：もっぱら上。

YA：そうですか。今、まさに私たちが作業していることは、あなたがまさに取り組んでいることなのです——変わること、それはとても難しいし、古い習慣をなんとかしようと悪戦苦闘するのはとても大変なことです。だからといって古い習慣と悪戦苦闘しなければ、同じことを何度も繰り返してしまいます（グループの長い沈黙）。誰か他の人で、満足したこと——あなた？

Josh：いいえ。僕はがっかりした。

YA：そうなんですか？

Josh：僕も自分に対して。

YA：あなたは何をやってみたいのでしょう、違うやり方で？

Josh：ええと、僕は、あなたが僕たちを到達させようとしている状態を垣間見たし、2、3人の人が自分はそこに到達したと言ったけど、僕はあなたの目的が何なのかはっきりわからない、でも、その価値はわかるし、それはあなたが言ったとおりだよ、だけど、今のところ、僕はどこにも行けてないんだ、そこは良さそうな場所なのに。

YA：今日、あなたがしたことで、あなたがそこに行くのを妨げた何かに気づいたのですか？

Josh：言うのが難しいんだけど、僕はなんとかして、ある場所に行こうとしてるんだけど、それがどの方向なのか、わかってないというか、それで、説明とか、何かのやり方とか、他の色んなこととか、あらゆる方向を探ってみたけど、役立つものは何もみつからないんだ。

　SCT の観点で言えば、Josh は Nan と明らかに正反対の治療的な課題を抱えている。Nan の場合、彼女の気持ちと思考の境界を、より透過性の少ないものにすることが、彼女を援助するためには重要だが、一方、Josh の場合には、

その境界を、より透過性のあるものにすることが重要である。というのも、彼はすべての体験を、認知的知性のフィルターでろ過し、感情的知性を犠牲にしているからである。

YA：そうですか。それで私にいえるのは、物事の説明をするのか、それとも体験をするのか、という分かれ道が、いつもあるのだということです。

Josh：それがわからないんだ、理解できない。

YA：ええ、あなたがそういうのもわかります。でも、もし機会があったら、その時にあなたが丁度いいと思ったら、説明するのを少し脇に置いて、そのかわり、自分が何を発見するかをまずみてみる、あなたが丁度いいと思った時に、それをやってみてはどうでしょう。あなたの体験を探求するのです、説明をするかわりに。そうすれば、それをどうやってやるか、多分、あなたが知る助けになりますよね？

Josh：そうだね。

YA：他にはどうでしょう？　もうほとんど時間の終わりが来ています（*しばし沈黙*）。では、いいでしょうか。本当にどうもありがとう、みなさんと、今日ここで一緒にやれたことに、心から感謝します。この方法を、病院で使うという、まさに初めての体験を私たちはしました。もし、またやることになったら、みなさんは、またやりたいと思うでしょうか？

（*メンバーすべてが頷き、「はい」という。*）

Rose：ほんとに、ほんとにそう思うわ。

YA：ほんとに？　そうですか、ありがとう、本当にありがとう、本当に。

Rose：ありがとう。

Nan：ほんとに楽しかったわ、本当に。

Rose：ここから離れたくない！（*YA と冗談をかわす*）

Pam：遅れてしまってごめんなさい。診察が先に入っていて…

YA：それはあなたに選択できることではないですから。

Pam：ええ、そうね。だけど、私が体験したことでいうと、私はこれと似

　　　　　たようなグループにいくつか参加したことがあるけど、だけど、あなたが最も厳しかったと言えるわね、えーっと、まとめ役とかファシリテーターとして。
YA：何か感じたのですか？
Pam：ええ、そうよ。
YA：何でしょう？
Pam：えーっと、私が参加したことのある他のグループで、もしあなたがファシリテーターだったら、18とか20週も時間をかけないでしょうね、2とか3週でやってしまうと思うの、なぜって、あなたが言うように、あなたは、説明が長すぎるって言い続けたし、役に立つのは探求だって——だからグループは、あらゆる説明に関して、いつまでもいつまでも悪戦苦闘したわ。だから、もしあなたが私のファシリテーターだったら、私はたくさんのお金をカウンセリングに使わなくてすんだでしょうね、ありがとう。
YA：ありがとう。

　SCTで大事なことは、はっきりと「サヨナラ」を言って、グループの終わりに、外の世界に向かって境界を越えることである。これは、分離を言語的に認識する機会をメンバーに提供し、またこれが、今、現在の彼らの気持ちを生み出しているサヨナラ、ただそれだけであることをメンバーに気づかせて、そこに過去の体験や、より困難な別れを持ち込まないようにするためのものである。しかし、みてのとおり私はそれをしなかった。それゆえ、このグループの開始の時も、終了の時も、私はSCTの境界を設定し損なった。唯一言えるのは、グループの開始時に、私はとても神経質になっていたこと、そしてこの終了時、私は、この特別なグループと特別なメンバーたちと、再び作業することはもうないのだという、とても悲しい気持ちになっていたことである。SCTのガイドラインに沿わない場合には、その代償がしばしばある。私にとっての代償は、グループとグループのメンバーが、まだ私と一緒のままだ、ということであった。
　メンバーは部屋を出て行く時に、サヨナラやありがとうを言った。後から受

けた報告では、彼らは互いに離ればなれになってそれぞれの病棟に戻る前に、外の芝生でその後20分間話し続けていたそうである。

フィードバック

最終的に重要なのは、グループを終えた時のメンバーの肯定的な気持ちが、時間を経てもなお、続いているかどうかである。私たちは 2 日後にメンバーからのフィードバックを集めた。9 人中 8 人のメンバーから寄せられたフィードバックを次に示す。

- 私には、セラピストが新鮮な空気をつくり出しているようにみえた。あの体験で、私は心が開かれた感じがした。気持ちがあらたになった。
- このグループは、より直接的だった。私たちが成し遂げようとしていることに焦点がおかれた。それは、今、出会うこと——今、何が起きているのかに。
- 彼女のグループのやり方は、私がそれまで体験したことのある他の多くのグループのように、多くの時間を無駄にするようなものではなかった。
- とてもすばらしいと思った。自分を肯定するものをたくさん得た。自分自身を垣間見た。彼女がみんなの心を開こうとしたやり方は、私を良い気分にした。なぜ、私はここにいるのかといった洞察を得た。
- …今に生きている、ということを知っていることは、生きるための最良の方法である。もし、過去にすべての時間を費やすなら、あなたは今を見失う。
- それは濃密で、（判読できない）ではなく、焦点化されていた。私は自分のこれまでの人生について話さなかった（判読できない）。私は、個人的に何も得なかった、それまで参加したグループでは自分の人生について話したけれど。現在にとどまることに関するレッスンから学ぶことを試みた。
- もしすべてのセラピストがこのやり方でできるなら、時間の節約になる

だろう。セラピストは厳しい人で、私の言葉に3回、水を差した。
- 彼女がしようとしていたことは、私にとって実際にやるのが難しかった。私に考えられるのは、それを、かなりの頻度でやるのが妥当だろうということで、1週間に3回ぐらいが有益である。外来患者に週1回というのでは、著しく困難である。彼女が指し示そうとした方向性を私が獲得するのに、まる1時間を要した。そのアイデアの全体は、今の気持ちに焦点を合わせるという、ただそれだけである。それについて考えたり、過去や未来に焦点を合わせるのではなく。もし、あなたがそれを連続して何回もできるなら、多分、有益だろう。価値があるかどうかに関して意見はない。私にとっては、やるのが難しかった。

Note

注釈

1. 理論的には、情報はエネルギーであり、グループの作業に利用できる。そして、コミュニケーションにおける曖昧さ、矛盾ないしは冗長さはノイズとして作用し、コミュニケーションに含まれる情報の交流を困難にする。グループが知らない情報をリーダーが持つと、必ずその状態が持つ自律性が、グループの自律性を上回る。これはグループでは決して珍しいことではなく、グループが一般的にリーダーに与えている力や支配力によって、大抵強化される。問題は、リーダーが自らの力や支配力を保持するのか、それともグループに渡すのか、ということである。もうひとつのSCTの目標は、個人がそのときにおかれている環境において、自分自身でなんとかやっていくことに関する情報を、グループが情報を利用できるようになったらすぐに伝達することである。この例として、私はまず始めに機能的サブグループにとっての快適な環境を作り、そして次に、不安は「何の前触れもなく突然に」出てくるのではなく、3つの認識可能でかつ修正可能な原因があることをグループに「教育する」、ということに進んでいるのがわかるだろう。
2. SCTでは、物語の語り story-telling は、グループセラピーにおいて、ことさらに有害な防衛であるとみなしている。それは繰り返し語られるおはなし oft-told tale の世界にメンバーがとどまることを許し、そして慣れ親しんだ過去に（大いなる感動を持って語られる場合でさえも）メンバーを固着してしまい、いかに現在が過去とは異なっているかを発見するのを妨げてしまう、という損失をメンバーに与える。全体としてのグループにとっての損失は、「逃避」の規範ができあがることである。

私は、私のリードを支持しているメンバーの発言を取り上げることで、グループが機能的サブグループ形成の方向に向かうよう努力する。それは SCT のパラドクスの1つである。というのも、SCT の到達目標は、メンバーが自身の体験の探索者 researcher になって、自分自身を「発見 discover」するための選択ができるようになることであり、しかし構造を設定することで、SCT のリーダーは「メンバーを箱の中に入れて」、メンバーに、体験の説明ではなく体験を探求する、という以外の選択を与えないからである。
3. 一般化の介入は、人間の体験を正当化し、人として当たり前のものにし、標準化し、脱病理化するようにデザインされている。
4. Habib Davanloo（1987）は、彼のトレーニング・テープの中で、話している人の手に「生命 life」が宿っている時とそうでない時の違いを実例で示している。彼は、身体と手が互いに関与していないような人の、このような防衛に、プレッシャーをかけてはならないと警告している。そういう人たちは、そこで行われている心の作業に「今 present」関与していないだけでなく、より深刻なあり方で、心の作業とのつながりを断っていると思われる。それとは対照的に、Dr. Davanloo は、その人の手に「生命」が宿っている（神経症の中核システムが関与している）場合には、防衛に対して安全に圧力をかけることができると主張している。
5. Jane 担当の個人セラピストが、病院の外で、彼女はグループの最も難しい彼の患者の1人である、とみなしていたことは興味深い。
6. メンバーの語っていることは、それと同時に、潜在するグループのテーマを語っている、という結び付きで考えることは、グループが、自分たちの作業を理解するための3番目の文脈として、全体としてのグループに気づきはじめた時には、非常に重要になる。SCT では、全体としてのグループにおける防衛が十分に修正される時に、グループのテーマが表面化すると考えている。同じことが精神分析の自由連想についても言える。
7. 私は、グループの様子が、私のグループプロセスの要約が正しいことを証明していたので、驚きと安心を覚える。そして、私が、従順さを生じさせるというよりも、どうやって現実を検証するかを教えるプロセスを実証していたことが、私にいくばくかの自信をもたらした。
8. 技術的にいうと、より経験を積んでいるグループの場合、これは、雑念のエクササイズ distraction exercise の形式を使って、最初に行うものである。このエクササイズは、メンバーに対し、彼らの雑念の、まずは事実を、そして次に気持ちを報告するよう求める。そのことは、メンバーとリーダーの両者に、その気持ちが事実からきているのか、それとも思考からきているのかを確かめる機会を与える。SCT のグループで幻覚をうまく管理することは、幻覚以外の、彼らのエネルギー

をグループの外に注いだままにする他のあらゆることを、うまく管理することと違いはない。雑念や夢について他のメンバーが作業するのと同じ形式で、幻覚についても作業することは、意外とメンバーにとって安心のようである。

9. SCT の観察の自己システム observing self-system は、次に示す点において、観察自我 observing ego とは異なっている。つまり観察の自己システムは、異なるものを識別できるように育成されていき、それゆえ、進行中の作業において、まずは異なるものを探求し、次にそれを統合するための道を開き、さらにそれは、体験の異なるレベルの複雑さを理解できるようにしていくのである。

10. 関心がそそられるのは、Al の防衛的な思考と彼の現実の体験の分裂を、彼の手のジェスチャーと結び付けること、そしてそのジェスチャーが、右脳および左脳と結びついていると仮定することである。彼が右手を使って示すのは、現実を「点検する」時のことで、つまり、データを集める、何が起きているかを理解する、という、すべてが左脳の認知機能である（？）。彼の点検作業は、好奇心（右脳の機能（？））によって生じる。好奇心という感情的な刺激と、データを集めるという認知的な能力の両者にアクセスすることで、彼は感情的知性を伴って機能するための、加工されない生な素材のすべてを手にし、それが彼の問題解決を可能にする。しかしながら、彼は、彼の強迫的な心配（彼に好奇心がある時は、それを「置いておく」ことができる）を示すのに左手（右脳）を使う。彼の防衛的な心配によって、彼は右脳の知見を封鎖してしまうのである。SCT の「分かれ道 fork in the road」の技法は、人の識別能力を修復し、認知と感情的知識を統合することを可能にする方法である。これは、逐語録のかなり後半で、Al が自分自身に対して悲しい気持ちになると話すところで、実演されている。

11. 繰り返していうが、メンバーの体験は、その人自身とグループの作業の両方と関係しており、グループの作業を行う初期の段階から共通のテーマを同定していくことは、メンバーの連帯感を形成する助けになる。

12. しかしながら、次のことへの留意が重要である。すなわち、反抗的もしくは従順な質問に関して、質問や応答のプロセスがあまりにも自由になりすぎていると、機能しない依存の強化になる。

13. 私と Josh がやりとりしている時に、マイクロフォンのコードが私の肩から滑り落ち、それを技術スタッフが付け直している。私が驚いたのは、録画を見てみると、私もグループも、誰もこれに気を取られていないことである。これは、いかにグループが作業に集中しているかを判断する良い基準である。私が思い出すのは、以前、グループ・ダイナミクスの授業をしている時に、制服を着た消防士が部屋に入ってきて、火災が発生しているかどうかを確認したのだが、それに注意を奪われることなく、グループは自分たちがすべき作業を続けたことである。

14. これは、いかにグループのメンバーが、自分自身の防衛を自分で発見することに

よって、SCT の技法を強化するかというもう 1 つの良い例である（SCT の技法の大部分は、グループの発達の局面にそって、順番に自然発生的に現れる防衛を手掛かりにして開発された）。
15. システムは、生き残り、単純なものから複雑なものへと発達し、異なるものを識別してそれを統合するプロセスを通じて変形する。
16. 機能的な依存は、グループの到達目標に向けて、グループがリーダーに協力することを可能にする依存であり、その協力は素直なものであり、心からの本質的なものである。

訳注
1. yamaka はユダヤの民族衣装の一種で、男性がかぶる帽子のようなもの。
2. 原著の "sitting on the fence" は、「どっちつかずの状態にいる」というイディオムで、この訳語に "fence" の文字通りの意味である「塀」という言葉は出てこない。しかしその後のグループの会話の中で何回か、「塀から落ちる」の冗談や「（塀からグループの中に）飛び降りる」等の形で "fence" という言葉が、この「どっちつかずの状態にいる」こととの関連で出て来るため、必要に応じて「塀の上」という訳語を挿入している。
3. センタリング centering は SCT のグループで、セッションの開始時に毎回用いられる手法であり、グループの経過中もできるだけその状態を維持していることが望ましいとされる。ゆったりと椅子に座り、深呼吸をし、自身のお臍の下あたり（中心、もしくはセンター）の感覚に注意を向ける、などの一連の手続きがあり、今、ここで here-and-now の自身とグループに集中するためのもの。

第3章
システム・センタード・セラピーの技法

　すべてのグループセラピーは、葛藤の解決や、グループの作業エネルギーを管理するための手法を持っている。システム・センタードのアプローチの何が他と違うかというと、方法および技法の両者をグループのごく初期の段階から導入し、階層にそって一歩一歩着実に、より単純で容易なものから、より複雑で困難なものへと進んでいくことである。
　すべてのグループで一般的にみられる人間の2種類の反応があるが、システム・センタードのグループでは、それがすみやかに修正される。その1つめは、受け入れがたい、異なるものを分裂排除する（自らの中にあるものも、他者の中にあるものも）という、人間が生来的に持っている傾向である。SCTでは、機能的サブグループ形成を導入することで、これをコンテインする。2つめは、防衛的な言葉の使用で、これは対人的な親密さや距離をはかるために行われ、人々がともに集って心の作業をするための情報を交換することとは異なっている。SCTでは、メンバーがグループに持ち込んでくる、ある種の防衛的なコミュニケーションを「境界調整」によって取り扱う。
　すべての新しいグループにおいて、システム・センタードの方法の始動は、共通する体験にまつわるサブグループの形成を、すみやかに導入することである（第2章の実験的グループにとって、共通する体験は、フィッシュボール（中心にメンバーの円、いわば金魚鉢があり、それを眺める観察者が囲んでいる。私たちのグループは、それに加えてライトもカメラもある！）で作業することである）。共通する体験にまつわるサブグループの形成は、ひとりぼっちで取り残されて、たった1人で作業することがないという信頼を、メンバー

がもつような支持的な雰囲気を作り出す。

　技術的にいうと、機能的サブグループ形成は、異なるものを否認、もしくは攻撃するかわりに、認識して統合する方法を構築するための、きわめて重要な最初のステップである。[1] 人間は異なるものを忌み嫌い、グループの中で、はっきりと、あるいは密やかにスケープゴートを作りだす、ということが、私を次の仮説へと導いた。すなわち「リビング・ヒューマン・システムが生き残り、発達するために重要な唯一の力動は、異なるものを認識し、統合する能力である」（Agazarian 1997）。機能的サブグループ形成の技法を開発していくにつれて、実際、はっきりしてきたことは、異なるものをスケープゴートにしようとする人間の潜在的な衝動は同じように残るけれども、その衝動を行動化するかわりに探求することが、メンバーがともに心の作業をするやり方や全体としてのグループが持つ発達の潜在力に、非常に大きな違いをもたらすということである。

　サブグループ形成が成り立つやいなや、SCT がすぐさま取り上げるのは、互いが結びついて心の作業をするための関係性を築くというよりも、互いが分かれてステレオタイプな関係性を維持するために使われる、距離を置く言葉である。距離を置くコミュニケーションのあからさまな例は、隠れた意見の相違がこめられた「そうです、でも yes, but」で、「そうです yes」は結びつきの、「でも but」は分離のしるしである。「そうです、でも」のコミュニケーション・パターンは、社会的に受け入れられている主張の仕方である。あまり目立たないで社会をコントロールする形式は、質問の使用である。誘導尋問や狭められた質問は、コミュニケーションの方向をコントロールする。すなわち、個人的な質問は、個人的なコミュニケーションをコントロールし、実情調査の質問は、そこから導きだされる情報の種類をコントロールする。「なぜ why」という質問は、コミュニケーションを説明の方向に向ける。一方「何が what」「どこで where」「どのように how」「いつ when」という質問は、コミュニケーションの中にある曖昧さ、矛盾、冗長さを取り除く。

　理解したり理解されることを困難にする防衛的なコミュニケーションは、背景に流れるノイズのようなもので、メッセージに込められた情報をかき消してしまう（Shannon and Weaver 1964）。そして「ノイズの」コミュニケーション

は、「明瞭な」コミュニケーションの抑制力として働くこと、単純にノイズを取り除けば、それと同時に明瞭さと理解が増すというのは一般的に理にかなっている。[2]

SCTのグループでは、私たち人間は、言葉を用いることを通じて自らや他者をコントロールしなければならない、という風潮が、サブグループ形成と境界調整の両者によって、直ちに修正される。機能的サブグループ形成と境界調整の手法は、本章で、定式化の度合いが低いいくつかの技法を論じたあとで、その詳細を取り上げる。

システム・センタードのメンバーは、システム・センタードのグループの開始時に、形式的ではなく学ぶことがたくさんある。メンバーは「言葉」を学ばねばならない。それは単に新しい用語ではなく、それまでずっと当たり前のことにしてきた、私たちの住む世界に関する基本的な現実を、新しいやり方で理解する方法である。逐語を読んでおわかりのように、グループ開始時の主要なテーマを形づくるサブグループ形成と、境界調整の手法を、より形式的に導入するやり方は、次に示すような技法の導入として、逐語の中に「挿話」として随所に示している。それらの技法は、力の場 the force field、「選択の分かれ道 fork in the road of choice」、「未知への入り口 the edge of the unknown」、「境界における乱気流 turbulence at the boundary」、「再枠付け reframing」、そして「時間旅行 time travel」の理解などで、これらはメンバーが、過去と現在と未来を識別できるようにするためのものである。これらの「挿話」は、2つの水準の作業を1度に行うことを可能にする。

分かれ道
Fork in the road

「選択の分かれ道」はSCTの基本的な技法である（Agazarian 1997）。そしてそれは、グループとそのメンバーを、到達目標へと結びつける技法である。その有利な点は、SCTが持っている様々な価値に向かって即座に方向付けをする点である。まず第一に、そしてまっ先に、この技法は選択の矛盾を提示する。一方において、患者には、葛藤のどちらの側面を自分が最初に探求したい

か、それを選ぶ自由がある。しかし一方において、選択するかしないか、という選択は患者にない。

　たとえば、新しいグループに導入される最初の選択は、体験を探求するか、体験を説明するかである。説明をしたいという衝動を探求することで、メンバーは、説明が、彼らがすでに知っていることへと彼らを導くことを発見する。体験を探求することは、彼らの知らないことへと彼らを導いていく。未知のものを発見すること、もちろんそれがセラピーの到達目標である。もしあなたが説明をするならば、あなたは自分自身を、あなたがすでに知っていることへと導くだろう。それに取って代わる分かれ道がある、それは、あなたが今、まさにしようとしていること、つまり説明をしようとしている体験を探求することである！　試してみよう、「説明すること」が思考をもたらすのに対し、探求することが、あなたを体験へと導くかどうか。

　分かれ道は、患者に自身の防衛的な思考や観念の布置を「観察する」ことを要求し、それらが持つ意義や代償を探求したり、まだ知らないでいることを探求して、自らが防衛している葛藤、感覚、感情、もしくは衝動が何であるかを発見するようにする。そして極めて重要なのは、分かれ道の介入が、抵抗ではなく好奇心を喚起する方法として行われることである。介入が、人に共通な感覚を形成すればするほど、その介入は、反抗的な態度や従順さではなく、協力することを呼び起こすものになっていく。

　分かれ道の技法はメンバーに、葛藤のどちらの側面を最初に探求したいかという選択を与える。次にあげるのは、Al のアンビバレンスを私が取り上げた時のものである（すべてのアンビバレンスは葛藤に対する防衛として再枠付けされ、しかもその葛藤は同定された時に消滅する）。

　　　Al が言う：「塀の上でどっちつかずの状態にいて、何かと関わりたいとは思っていなくて、何かがどこかにポトッと落ちたとか…」私は繰り返す：「そうですね、でもあなたもわかっているように、塀の上でどっちつかずの状態にいるというのは、とても良い場所ですよね、分かれ道の両方を見下ろすには。そうやって、どっちつかずの状態にいて、あなたは選択を始めているのです。自分自身がグループの外にもっといたいのか、それ

とも自分自身がグループの中にもっといたいのかという。」(p.105参照)

　分かれ道の技法を使うというのは、メンバーに、アンビバレンスなどの受動的で防衛的な認知、あるいは認知のゆがみの根底にある能動的な葛藤を探索して探求することを常に求めることである。情報の識別と統合は、永遠に終わることのないプロセスであり、分かれ道のやり方を用いることによって、カオス、あるいは無意識の脅かしがグループに生じた時に、すべてのグループが持つ退行する傾向をうまく取り扱うのである。すなわちそれは、グループに出現した馴染みのない情報を探求し、発見し、識別して統合することである。

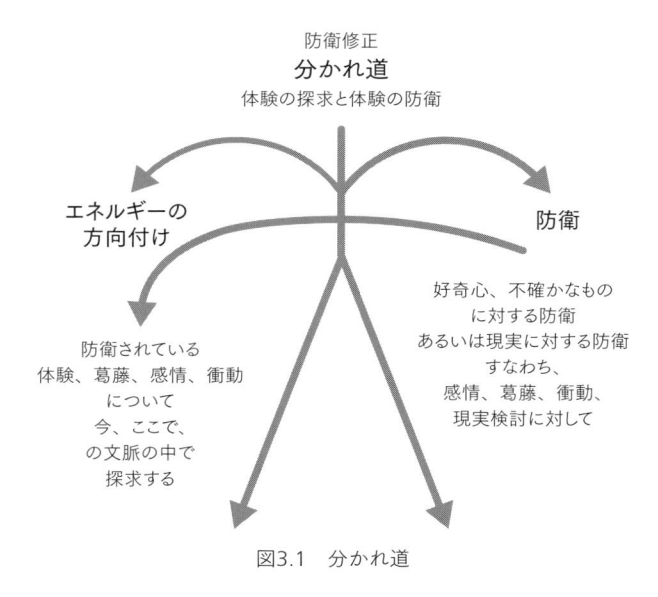

```
                    防衛修正
                    分かれ道
                体験の探求と体験の防衛

    エネルギーの                        防衛
    方向付け

                            好奇心、不確かなもの
                             に対する防衛
                            あるいは現実に対する防衛
        防衛されている               すなわち、
    体験、葛藤、感情、衝動           感情、葛藤、衝動、
          について                   現実検討に対して
        今、ここで、
        の文脈の中で
          探求する

              図3.1　分かれ道
```

　図3.1、分かれ道の図は、防衛が解消された時、それら防衛と深く結びついているエネルギーが、どのように解き放たれるかを描き出している。その時エネルギーは、葛藤、衝動、あるいは感情の、具体的に何が防衛されているのかを探求することに使えるようになる。分かれ道は、以下で論じる力の場と同じ変化の原理を使っている。

力の場
The force field

　力の場は Kurt Lewin（1951）が開発したモデルで、人に共通の感覚を通してシンプルに理解できるものである。もし私たちが、システムの到達目標に向かうプロセスに横たわる抑制力を減じるならば、システムの推進力は、到達目標の方向に向かって自動的に解き放たれる。どのぐらいのエネルギーあるいは情報が、心の作業のために使えるかを決定するのは、推進力と抑制力のバランスである。システム・センタードを実践する際の手法はすべて、推進力を阻害している抑制力を減じることで、推進力を解き放つことを意図してデザインされている。

　分かれ道に相当する力の場を、表3.1に示す。

表3.1　推進力と抑制力の力の場
防衛的体験と防衛的でない体験の関係性

力の場のモデル	
体験を探求する →	← 体験を防衛する
説明より前に探求する →	← 探求より前に説明する
不確かさを受け入れる →	← 確かな状態にいつづける
現実を検討する →	← 現実を当たり前だと思い込む
好奇心がある →	← 好奇心がない

　セラピーの作業に力の場を適用したことは、変化を取り扱う上で明らかなインパクトがあった。抑制力を弱めることの方が、推進力を増す試みをするよりも遥かに効果があるのは明白である。これを体験する簡単な方法がある。握り拳を作り、互いが押し合うように合わせる。あなたの右の握り拳の力をどんなに強くしても、左の握り拳はどうにも動かないし、どんなに左の拳で強く押しても右の拳は動かないことに気づくだろう。これは、均等で相対する力は、力のモーメントの均衡を維持するという例である。抵抗に反発して押そうとするには、普通に出すことのできる以上の非常に大きな力が必要である。さて、力

を入れたままにして、一方の手首の力を急に弱めてみよう。力を入れたままの方の拳が、束縛をうけない力で自由に前に進むのがわかるだろう。そう、あなたはシステム・センタードの手法、つまり抑制力を弱めるように介入し、すべてのリビング・ヒューマン・システムが持っている推進力を自由にし、それが心の作業の到達目標へと向かっていけるようにする、それを体験したのである。後で論じるつもりだが、SCT はあらかじめ定義された階層に存在している防衛を、系統立てて弱めていく。これらの防衛は、グループの発達にもたらされる抑制力である。それゆえ、系統立てて防衛を減じることにより、メンバー個人は、生き残りと発達へと向かうその人が本来的に持つ推進力へのアクセスを増し、グループは、発達の局面を進んでいくことが可能になる。

再枠付け
Reframing

　SCT の実践では、気持ちがどのように生じるかということに、非常に重きを置いている。気持ちの言葉は、単純であったり複雑であったりする。単純な気持ちの言葉は感情の直接的な変換であり、たとえば恐れ、怒り、悲しみ、喜び、などの言葉である。複雑な気持ちの言葉は、気持ちの体験とそれについての思考を合わせたもので、体験の符号化あるいは枠組みを提供するものである。たとえば「罪の意識を感じる」は、感情的な体験と、そうすべきではないという見解の間に存在している葛藤体験を符号化する。「見捨てられた」もしくは「拒絶された」のような、複雑な気持ちの言葉は、体験を解釈している。見捨てられたとか、拒絶されたとか、理想化された、などの言葉は、複雑な体験を枠付けしたり、分類したり、解釈しているという意味で、「枠付け」の良い例である。解釈が一旦、言葉で枠付けされると、*それが体験を生み出す*のである。

　体験を枠付けする的確な言葉を見つけることが、もともとの体験が持つ感情的な意味をコンテインし、それとコミュニケートするという、重要な機能をもつことに疑いの余地はない。言葉と音楽がぴったり合うと、その音楽がたとえ悲しいものであっても、非常に満足感がある。しかしながら、過去を解釈する

観点で「それらしい」複雑な出来事がすみやかに枠付けされる場合には、即座に問題が起きてくる。というのも、気持ちを生み出すのはその枠組みであり、直近の体験ではないからである。さらに枠付けは、自身の体験の現実を探求するよりも、むしろ出来事の説明や解釈をするという、私たち人間が持つ自動的な行動様式の1つでもある。SCTでは、メンバーが自分の体験を枠付け（解釈）した時は、すみやかにメンバーの注意を喚起して、彼らの気持ちはその解釈から生まれているのであって、基本的な体験からではないことに注意を向ける。そうして彼らは、枠付けによって防衛している感情的な反応を、発見するよう求められる。「見捨てられた」とか「拒絶された」といった枠付けがなされることで、メンバーは自動的に被害者の役割をとることを、気にとめておくことが重要である。

　主要な技法であり、SCTの実践で最も力を振るうものの1つが再枠付けである。SCTのセラピストは、グループに大抵の場合好ましくない圧力をもたらす力動を、標準化したり、脱病理化したり、人として当たり前のものにしたり、普遍化する機会があればすべて取り上げる（Agazarian 1997）。それゆえ、次に何が起きるかわからない時の不安は、未知への入り口に立っている時に普通に生じる、感覚的に理解しているが言葉にならないものとして再枠付けされる。自分自身をさらけ出すことへの恥ずかしさや当惑は、出すか出さないかの境界にいる時に起きる乱気流として再枠付けされる。この再枠付けは、体験を、人間の普通の体験の1つとして受け入れる規範を構築するべくデザインされている。その分かれ道は、乱気流の方に注意を向けるのか、それとも、コミュニケートしたいということに注意を向けるのか、である。

　　私たちが自分自身を表現する時は、ちょっときまり悪い感じがいつもしますし、ほんの少し内気にいつもなりますし、時には少し恥ずかしくなりますし、時にはすごく恥ずかしくなります。だからといって、もし、そういうきまりの悪さとか、恥ずかしさとか、内気の方に注意を向けるなら、私たちは、自分を表現できなくなってしまいます。もし私たちが、自分自身を表現したいという望みの方に、より注意を向けるなら、私たちの可能性は高まるのです。そう、あなたは1つの分かれ道に立っているのです

が、もしあなたが、あなたの恥ずかしさの方に注意を向けるなら、今、あなたが、グループで自分自身を表現することは、さらに難しくなるでしょうね。(p.114参照)。

再枠付けにおける識別

再枠付けの最も重要な側面の1つは、メンバーが、常時、識別というものに注意を向けるようにすることである。たとえば、思考によって生じる気持ちは、同じように感じるかもしれないが、しかしそれは感情の体験から生じる気持ちと同じではない。

SCT では、気持ち feeling は感情 emotion とは異なるものとして定義されている。感情は本質的に非言語的な体験である。感情は非言語的に（自然な微笑みやしかめ面）、あるいは意思の動作（握りしめた拳、肩をすくめる）を通じてやりとりされる。感情は気持ちに変換されて、はじめて言語的にやりとりできる。それゆえ SCT では、感情が言葉を持たない体験であるという意味で、気持ちとは区別され、また気持ちは、感情が言葉に変換されたあとの体験である。SCT は、感情の「意思」を防衛したり行動化するのではなく、それをサブグループで探求することに非常に重きを置いており、感情を言葉に変換することが感情をコンテインするという仮説を持っている。

感情の直接の変換として気持ちがもたらされる時に、人は自らの体験を識別し、統合するプロセスに関与することができる。それは、時に、新しい感情の深みの発見であり、時に、感情的な洞察が進むことであり、時に、感情にぴったり合う言葉を見つけることである。[3]

たとえば、非常に重要な SCT の識別の中に、罪悪感にまつわるものがあるが、それは、人に共通する感覚での識別が一旦なされると、体験に関してそれまでとは異なる理解と反応が導かれる、というものである。SCT は罪悪感を、それは「そうあるべき」という思考と、「それはそう」という事実の間にある不一致として枠付ける。それはそうの、そう、という現実を受け入れること、また、それは違うものであるべきだ、という思考を現実から分離すること、そのことが、罪悪感の根本にある気持ち、すなわち、時には深い後悔や悲嘆であったり、また時には、勝ち誇る気持ちや喜び、満足（それが「そうあるべ

き」であろうとなかろうと）というものに、気がつくゆとりを作る。これは、いかに枠付け（この場合は「罪悪感」という言葉）が、現実の体験を置き換えるものをもたらしたり、直近の体験と結びつく、あるいは結びつかない気持ちを生み出し得るのかを示す良い例である。

　もう1つの重要な再枠付けとしては、切望のような、人類に普遍的な感情要素の識別がある。メンバーはかなりしばしば切望を痛みとして体験する。この痛みは、欲しいという体験を、得られない体験の記憶から分離することの失敗で生じる。痛みは落胆の記憶から来るのであって、欲しいという体験から来るのではない。識別がなされると、実際に生じている欲しいという体験は、深く、充実した、やる気にさせる体験であることを、大抵は発見する。

　体験の再枠付けへと導くある種の識別がなされると、受動的被害的体験は積極的な状態に転換することが可能になる。「見捨てられた」の例を再び用いるが、その枠付けは、残念なことに、このような現実の置き換えをするやり方で、しばしばセラピーの中で受け入れられ解釈すらされる。その枠付けの根底にあるものを探求するよう励まされると、メンバーは複雑な気持ちの集まりを発見する。それは彼らが望む結びつきや状況が得られなかったという怒りかもしれないし、落胆の痛みかもしれないし、代わりになるものが不確かでよくわからないことへの恐怖かもしれないし、またしばしば、いくらかの勇気や、多くの可能性を含んでいたり、自らを助けるという決意であったりする。「見捨てられた」という「それらしい」出来事が、単純に枠付けされる代わりに探求が行われると、メンバーは、それがさまざまな感情の混合であり、さまざまな感情の衝撃を含んでいることを発見する。

　SCTで行われるまた別の重要な識別は、感情の体験を、その標的から切り離すことである。下記の例は、激しい怒りについてのものだが、他の感情、たとえば愛とか嫌悪とか喪失の苦悩といったものについても全く同じである。「標的」との結びつきはその人の個人的なものだが、基底にある感情は、すべての人に共通して存在するものである。

　　Sam：僕は自分に対して怒りがある。
　　YA：怒りの気持ちを体験することと、その標的をどうするかということ

は、切り離しましょう。
　Sam：うーん。
　YA：どうしてかというと、人は怒りをもつことができますし、あらゆるやり方で標的を作れます。自分自身を標的にできますし、私を標的にできますし、世界だって標的にできるのです。でも、怒りの気持ちとはいったい何ですか？　あなたは怒りの気持ちがあるのですか？（p.119参照）

　次の段階になると、サディスティックなやり方で他者に報復しようとする怒りの衝動が出てくるが、それらの衝動は、欲求不満や邪魔をされている状態におかれた時の、人間の普遍的な反応であり、病的ではないものとされる。もちろん、普通の人間に生じる力動の普遍性を認識することは、メンバーをゾッとさせたり怖がらせたりする空想や、恐れや、衝動を増す可能性があるが、それらを病気だとか、危険だとか、悪いものだというレッテルを張るのではなく、サブグループで探求が行われるのである。また識別の別の利点としては、自身が病的だと思っている自分の側面を、他者の上に、あるいは内面に投影する傾向を自分が持っていることを、メンバーが認識しやすくなるということである。[4]

　識別と統合はリビング・ヒューマン・システムの理論が基礎になっており、それが機能的サブグループ形成の手法の源である。SCTでは、識別と統合の能力が発達していくことを通じ、システムは生き残り、発展し、変形すると仮定している。それゆえ、機会があるごとに、メンバーがその時はそうとは知らずに行った識別に、メンバー（およびグループ）の注意を引きつけてそのプロセスの強化を行い、またそれは、後の作業の基礎作りにもなる。

　Samは次のように言う。「ここにいることで少し神経質になってる。でも、僕が思うに、何か役立つことが…試してみる価値のある。」私は「2つの現実、そして1つの希望がありますね」と彼に指摘する。

　もちろん、識別もまた、サブグループを同定するために欠かせないものである。すなわち「今、ここにサブグループがありますが、そのグループがまだ知らないもの、それは、ここで何が起こるか、ということです。…そしてある意

味、あなたのまだ知らないもの、それは、あなたの内部で何が起こるのか、ということです。」(p.75参照)。

多分、システム・センタード・セラピーにおいて行われる最も重要な識別は、気持ちが様々な出所から発生するという事実であり、どの出所が気持ちを生み出しているのかを認識することである。このことはとりわけ、気持ちが空想に基づいているのか、現実の感情体験に基づいているのかによらず、「気持ちで行動する」傾向のある人には特に重要である。

SCTでは、メンバーが自身の体験を表現するために枠付けを用いた時は、すぐさまメンバーの注意を喚起して、その枠付けが、今の彼らの体験を生み出しているのかどうかをチェックするよう求められる。もしそうならば、次に彼らが求められるのは、枠付けすることで防衛したり、被害的な役割をとることで避けるという事態を起こしているのは、彼らの何の感情反応なのかを見つけ出すことである。

時間旅行

すべてのグループは、知性化による逃避という特徴を持つ行動様式で始まる。それは、今、ここで、の現在から、過去、もしくは未来への逃避である（表3.3、p.183参照）。現在から逃避しているかどうかの判断は、時制の変化を聞き取るという単純なものである。「私は、です I am」は現在の体験のシグナルであり、「私は、だろう I will」は未来にいるシグナルであり、そして「私は、だった I was」は過去にいるシグナルである。SCTではこれを時間旅行と呼んでいる。

人は自らのエネルギーを意図的に方向付けたり焦点化して「境界を越えて」、今、ここへと向かうことができる、というアイデアは、大概新しいアイデアである。SCTのメンバーは、心理的な現実の中の空間と時間によって作られた心理的な境界が、実際の空間と時間が存在するのと同じように存在していることを学ぶ。心理的な時間と空間の境界を認識するようになると、メンバーは、自分たちがどのようにしてそこに「行き」、それがどこなのか、気づくことができるようになる。今、ここで、の概念をつかむのに患者がどれほど苦労した

か、また、それを実際にやってみなければならないということが、彼らの作業をどれほど大変なものにしたか、ということを考えれば、このアイデアが新しく、かつ難しい学びであることは明らかである。グループ体験の2日後に集めたメンバーの意見の1つが、このことをよく表している。

> 彼女がしようとしていたことは、私にとって実際にやるのが難しかった。私に考えられるのは、それを、かなりの頻度でやるのが妥当だろうということで、1週間に3回ぐらいが有益である。外来患者に週1回というのでは、著しく困難である。彼女が指し示そうとした方向性を私が獲得するのに、まる1時間を要した。そのアイデアの全体は、今の気持ちに焦点を合わせるという、ただそれだけである。それについて考えたり、過去や未来に焦点を合わせるのではなく。もし、あなたがそれを連続して何回もできるなら、多分、有益だろう。価値があるかどうかに関して意見はない。私にとっては、やるのが難しかった。(p.146参照)

SCTにおける経験から、私たちが当たり前のことだと考えているのは、すべての人が「時間旅行する」である。私たちの患者の1人は次のように言っている。「今、ここで、を離れて、みんなどこにでも行ける!」SCTのメンバーが最初に発見することの1つは、どういう場合に過去、あるいは未来に行くことが、現在の中で心の作業をすることからの逃避になるのか、またどういう場合に、それが、現在の心の作業にとって有用なのかがわかるようになる、ということである。私たちはそれが当たり前のことだとすでに学んでいるが、SCTのトレーニンググループの新しいメンバーのほぼすべてにとって、どの時空間で自分が生きたいのかを選ぶことができる、というのは発見の驚きとして立ち現われてくる。それゆえ、このグループの患者が、一般的な人々に比べて何か劣っているわけではないというのは、別に驚くことではない。

現在へと意図的に入ることが、いかに馴染みのないことかを示す、いくつかの非常に良い例が実験的グループの中にある。

Bill：快適だよ。僕はここにある事実を今、消し去ったから…ここにカメ

　　　　ラがあることや、そこに人がいることはわかってるよ、でも、僕は
　　　　そんなことには気づかないんだ。
　YA：それで、どうですか、グループで私たちと一緒にいて？　あなたは
　　　　どんな風に感じるんでしょう？
　Bill：どう感じるか？　今思うのは、自分がどんな風に反応をするのかと
　　　　思って。みんながお互いに関わり始めた時に。
　Rose：ただ、ここにいるわ。
　YA：そうですか。感じることはない？
　Rose：感じるようなことは何もないわ。だって、何が起きるかわからな
　　　　いのに、それでどうやったら判断できるの？　私はただ、わかる
　　　　のを待ってるの。（pp.76-79参照）

　これらの反応の特徴は、現在は、その人の体験の存在に先立って、体験を刺激するはずだ、という考えである。これに代わるものとして、SCTでは、過去もしくは未来の連想から生じる体験と、現在の「今、ここで」の自分自身という文脈の中で、その人の内的な体験に開かれていることは違うのだ、ということを学ぶ。

　現在に気が付いている状態でいることの、主な抑制力になるのは、実は不確かさである。現在に生きるということは、未知への入り口で生きるということを意味している。それが、なぜSCTが、それを最初に取り扱う課題の1つにするのかという理由であり、また、メンバーが好奇心を持つよう励まされ、その人のエネルギーが、早まって説明をするのではなく、探求する方向へと向かうようにする理由である。

未知への入り口
The edge of the unknown

　「未知への入り口」にいるということは、SCTにおけるもう1つの重要な概念である。これは、不確かな状態にいる時の、感覚的にはわかっているが言葉にならない体験であり、この体験は、次に何が起こるかわからないということ

をめぐる、恐れや不安にしばしば浸食される。未知に対する好奇心が発動されると、不安は、ワクワクする興奮や期待や驚きにしばしば変換され、それは「未知への入り口での、感覚的にはわかっているが言葉にならないもの」というラベルが張られた状態である。私がこれを強化する最初の機会を捉え、June に次のように言ったことが、読者にわかっていただけるだろう。「ある意味、未知への入口に、あなたは間違いなくいます。」June が応答する。「新しい体験、好奇心があるわ！」この発言は、彼女のその貢献を、私がグループで強化する機会をもたらす。「それで私は気が付いたんですが、私は何か新しいことに出会ったりやろうとすると少し不安になります。でも、そういう時は、好奇心を持つと、とてもいいんです。」

　私はまた、不確かさを正当化して、それを有用な体験にする機会を捉え、Sam に次のように言う。「ああ、あなたも未知への入り口にいるのですね。…好奇心もある？」そしてその後、Jane に向かって、「あなたにとっても、ここはまさに、未知への入り口ですか？」と言う。またさらに Josh に向かって（識別の意味で）、「そしてある意味、あなたのまだ知らないもの、それは、あなたの内部で何が起こるのか、ということです。」

SCT の基本的手法：サブグループ形成と境界調整

　他のすべてのグループセラピーのアプローチと比較すると、SCT のグループを形成する基本的な手法は、グループが始まるとすぐに導入されるといえる。それぞれのメンバーが互いに交流するやり方を通じて、グループの規範が徐々にできてくるような間接的なアプローチとは違い、また、グループでメンバーの言動があった後に、メンバーの言動の修正が行われるような、直接的なやり方とも違い、SCT では、グループの規範として言動が定着する*前*に、すみやかに言動を修正する。それは、コミュニケーションが境界を越えてグループに入ってくるやいなや、それを望ましい形に形づくることで（境界調整）、またそれと同時に、機能的サブグループ形成を定着させて、グループの言動が望ましい形に形づくられているあいだ、どのメンバーもひとりぼっちで作業しないですむようにして行われる（Agazarian 1997）。

それゆえ、すべての新しいグループは、どうやってサブグループの中で作業するかを学ぶことから始まる。サブグループ形成は、到達目標へと向かう道のりに横たわる、葛藤や問題をコンテインする手法であり、それらを増幅するのではなく、減じるやり方で扱えるようにする。境界調整は、システムを台無しにするようなノイズ（防衛的なコミュニケーション）をうまく取り扱うための手法を提供する。境界調整は、曖昧さ、矛盾、冗長さといった抑制力を弱めることによって、この作業課題を成し遂げる。

いつの場合も、構造（境界調整）と機能（サブグループ形成）は相互依存している。機能的サブグループ形成を行うためのグループの最初のステップは、異なるものに関して生じる葛藤をうまく取り扱うこと、それと同時に、自動修正（境界調整）しながら目標指向（方向付け）のやり方で、直接的なコミュニケーションが境界を越えるようにすることである。たとえばメンバーが、コミュニケーションにおける「岸から手を振る、押しだす、漕ぐ」の違いを学ぶと（pp.167-168参照）、「漕ぐ」には、説明や、他者への質問、あるいは解釈を放棄することが必要である、ということもまた学び、それらをする代わりに、自らの体験を探求できるようになる。[5] 説明や解釈は、すでに知っていることへとつながる道のりの上にあり、探求は、まだ知らないことへとつながる道のりの上にある。それゆえ、サブグループ形成の文脈では、情報が識別と統合によって修正されるだけでなく、自動修正と目標指向のやり方で、情報（エネルギー）の組織化が行われる。

機能的サブグループ形成　*Functional subgrouping*

すでに強調したように、機能的サブグループ形成の技法は、システム・センタードのグループを開始してすぐに導入される。ちなみに、今回の実験的グループのような新しいグループでは、サブグループ形成の技法がグループにしっかりと定着している時にのみ、防衛の修正が行われる。個人の内面に焦点をあてて行われる境界調整と、個人間に焦点をあてて行われるサブグループ形成が、どのように違うかという良い例としては、境界調整の最初のステップが、外側から客観的に観察してわかる自分と、内的体験を観察して、自分が今、どのような体験をしているのか、ということの違いを認識するよう求める

のに対し（雑念のエクササイズ distraction exercise については本章の後半で論じる）、サブグループ形成の最初のステップは（この場合、個人は他者とコミュニケーションする）、今、ここで、の中で、即座に他者とコミュニケーションをすることである。

　　最初に、皆さんそれぞれがお互いを見ることができるかどうか、確認しましょう。さあ、みなさん、メンバーみんなを無理なく見ることができますか？（p.61参照）

　システム・センタード・セラピーでは、すべての心の作業は、機能的サブグループの中で、あるいは全体としてのグループという結びつきの中で、メンバーみんなで一緒に作業する。グループがある程度サブグループ形成の体験をするまでは、メンバー個人の防衛に関する作業はしない、というのが SCT グループにおける基本的技法である。そうすることで、心の作業をしているメンバーは、グループと一緒に、またグループのために自分が心の作業をしており、ひとりぼっちではないと体験することができる。

　下記に示すサブグループ形成の詩は、境界調整だけでなく、サブグループ形成においても言葉がいかに重要かを表しており、メンバーがお互いに、他者の上や他者の中に自らを投影するのではなく、サブグループを形成できるかどうかを表現している。

　　　　　「なぜ、そう言うの」と尋ねたり、
　　　　「それについてもっと話して！」という、
　　　それは、他のメンバーが乗ったボートを海へ押し出すようなもの！

　　　　「私はあなたのサブグループにいる」ということ、
　　　　　それは岸から手を振って応援するようなもの。

　　　　あなたのサブグループでメンバーとして作業する、
　　　　それは、他のメンバーが乗ったボートを海へ押し出したり、

岸から手を振って応援するのを越えること。

サブグループで作業する、
それはボートに乗りこんで、一緒に漕ぐことだ！

　サブグループを作るSCTの最初の技法は単純である。それは基本的には「みなさんどうですか、みなさんどうですか！」というフレーズである。「そうです、でも…」がたびたび出てくる時には、少し強めの誘いが役に立つ。それはこんな風である。「最後に発言したメンバーの似ているところにつながりましょう。あなたの違うところではなく。──そしてあなたの違うところは、私たちが今、作業をしていることが探求し終わるまで、あなたの中で持っていてください。」機能的サブグループを形成する技法が、すでに身についているグループでは、「どうぞ、サブグループ」とか「グループのこの課題には、2つの側面があります──さあ、サブグループ、探求しましょう」と問いかければ十分である。

　潜在しているサブグループを顕在化するという、機能的サブグループ形成のもう1つの形式があるが、それはより複雑であり、グループのテーマの同定が含まれている。そのテーマとは、潜在している、その瞬間のグループにとって顕著な課題を表すものである。サブグループ形成は葛藤解決の技法である。葛藤が存在しない場合には、メンバーは全体としてのグループで、グループの課題を一緒に探求する。葛藤が存在する場合には、SCTのセラピストが、葛藤の2つの側面をグループが共鳴する言葉で同定し、誰がどちらのサブグループに入っているのか、どちらのグループが、より多くのエネルギーを持っていて、先に作業するのかを、グループのメンバーに問いかける。

　実験的グループの逐語は、私が最初に発する言葉のほとんどが、いかにグループの注意を、共通（全体としてのグループ）の体験、すなわちメンバーがその体験にまつわるサブグループを形成できるような体験に引きつけているかを表している。それは次のようである。「まず最初に、みなさん、今どんな感じですか？　ここにいて、私とこういう場に参加して、外から見ている人がいて、カメラが目の前にあって。どうでしょう？」

グループの反応は、「神経質」が２人、「ワクワクする」が１人、「好奇心」が１人、「実験のモルモット」が１人、「気にならない」が２人である。SCTのレンズを通じ、私は、サブグループになっているであろう２つのグループを捉える。１つは、場に関わっているグループ（神経質、ワクワクする、好奇心、ちょっとしたユーモア）、もう１つは、まだ場に関わっていないグループ（気にならない）（p.63参照）。防衛修正の階層にそって、私はただちに「神経質」の扱いから始める。「さて、今、３人の人が、次に何が起きるのか、確かなことがわからなくて少し不安になっています。他に誰か、この３人に加わる人はいませんか？　私たちがやっている作業に加わる人、他に誰かいませんか？」（pp.71-72参照）

境界調整　*Boundaring*

　境界調整の技法の目的は、メンバーの作業のエネルギーを、グループの外に注いでしまうメンバーの思考から引き離し、意図的にグループの中へと向けかえることである。これはグループのメンバーに、自身のエネルギーの流れをどうやってモニターするかを学ぶよう、そしてエネルギーが、過去、現在、未来のどこに向けられているのか、現実なのか非現実なのか、防衛的あるいは非防衛的目標のどちらに向かっているのか、ということに好奇心を持つよう求めるものである。これは SCT で、方向付け vectoring、と呼んでいる技法でもあり、その中でメンバーは、自らの目標に向かって、エネルギーを意図的に方向付けることを学ぶ（過去／現在／未来の地図、表3.3、p.183参照）。

　新しいグループに、最初に導入される境界調整の技法は、メンバーがシステム・センタードのグループの中に、自分自身で入るやり方を統制する技法である。境界調整の介入は、境界を越えてグループに入り込むある種のコミュニケーションを、意図的に取り扱って管理するものである。これは、汚染物質が環境の中に放出される前に、そうならないよう調整し、環境の汚染を管理するようなものである。顕在かつ潜在する懲罰的な超自我の言語、たとえば、「すべきである」や「しなくてはならない」で表されるもの、自分自身や他者への批判的な当てこすり、そういったものは境界で取り扱われる。

　より経験を積んだグループでは、修正作業の主要なものは、それぞれのグ

ループの開始時に行われるが、そのやり方は、「雑念のエクササイズ distraction exercise」と呼ばれるシンプルな技法の導入である。雑念のエクササイズは、その人の意見を事実から分離して、また事実を気持ちから分離して、その人の気持ちがグループに入った時に、その人のコミュニケーションと体験の両方が、現実についての恐れにではなく、現実とはっきり結びつくようにするものである。

　しかしながら、今回の実験的グループのような、開始したばかりのグループでは、修正の作業は、雑念のエクササイズを用いるというよりは、不安やマインドリーディングを解消するプロセスの導入や、社交的な言動を変更するといった、形式ばらないやり方で行われる。

　社交的な言動には多くの形態があり、そのいくつかは、場の雰囲気を明るくするという意味で有用だが、その他のものは、グループが作業することから気をそらしたり、その場を独占する傾向を持ち、そういう意味であまり有用とはいえない。作業と対抗する社交的な防衛とは、うわさ話、あけすけな考えを口に出す、物語の語り、これらの話に関する冗談、などである。社交的な言動は、今、ここで、から逃避する最も効果的な方法の一種であり、それが出現した時には、すぐに修正が行われるべき防衛の１つである。物語の語りというのは、グループがそこまでにしてきた作業にとって、特に代償の大きい防衛であるため、Bill との作業で実際にやったように、SCT では即座に修正される。

　その他の、修正されるコミュニケーションの行動は、不安につきものの言葉や考えである。すべての人間は、新しい状況に直面した時、それはグループの始まりの時に限らず、何かにコミュニケートしようと試みている時はいつも、感覚的にわかっているが言葉にならない感じを抱く傾向がある。先に述べたとおり、SCT ではこれを、当たり前に生じる「未知への入り口に立っている時の、感覚的にわかっているが言葉にならない感じ」として、また、馴染みのあるものと、馴染みのないものとの境界において、様々な強さで生じる「乱気流」の１つの形態として枠付けしている。感覚的にわかっているが言葉にならない感じがコンテインされると、その状態は、人を覚醒して準備のできた状態へと導くエネルギーとして体験され、たとえ次にどんな現実がもたらされても、それを探求し、発見する準備が整うのである。すなわち、まずは探求し、

それから説明である。感覚的にわかっているが言葉にならない感じがコンテインされない場合には、未知への入り口に立っている時の、この当たり前に生じる感覚は、不安として体験される。感覚的にわかっているが言葉にならない感じが不安に変形されると、その不安が生み出すせっぱ詰まった感覚は、現実について探求する前にまず説明をする、という状態へと人々を駆り立てる。すなわち、探求するのにまず時間をとって、その次に説明をする、というのではない状態へと。不安な時に、説明を先にして探求がその次になるという、人間が持つ傾向は、「説明することと探求することへの分かれ道」とSCTで呼んでいる技法によって取り扱われる。体験の説明は、すでにその人が知っている、自分自身や他者や世界のことへと向かう道である。体験の探求は、人々を深い探求へと導き、探求は自分自身や他者や世界についての発見へと導いていく。その人のエネルギーを、ある1つの方向に向けるのか、それとも別の方向に向けるのか、意識して選ぶやり方を、SCTではエネルギーの方向付けと呼んでいる。

　人々が現実を説明するやり方は、その人がどのように現実を理解するかという、理解の仕方の地図を作っているようなものである。不安の説明による不安な現実の地図は、悲観的な予測と、さらなる不安を生み出す地図である。人がこの不安の地図を信用すると、現実の直接の体験からではなく、現実に関する悲観的な予測によって、さらなる感情が生み出されていく。グループに人々が持ち込む行動を統制するために、この悲観的な予測はそのままにしておかず、境界において、「不安のための3つの質問」と呼ばれる技法を用いた、雑念のエクササイズで解消される。不安のための3つの質問は、不安には3つの出所があることに気づくよう、SCTのメンバーに教えるものである。その3つとは、思考と、身体の感覚と、感覚的に理解しているが言葉にならないもので好奇心を伴わない体験であり、メンバーは問題解決と現実検討の手法を通じ、3つのすべてを修正することができる。

　思考から生じる不安は、悲観的な予測を解消したり、マインドリーディングをチェックしたり、悲観的な予測を現実と突き合わせることで修正が可能である。身体の感覚、気持ち、感情から生じる不安は、その人の体験にまつわる考えと、実際の体験を比較することにより、修正が可能である。SCTのメンバー

は、自らの体験を締め付けている緊張の拘束衣を解き放ち、内的体験に対する心のゆとりを作り、体験の中に身を置いて、そこにあるものを発見するよう励まされる。これは容易な作業ではない。

文脈
Context

　文脈認識を導入する際の、SCT セラピストにとっての主なチャレンジは、痛みを伴う体験が、私たちの注意を必然的に私たち自身に引きつけて、しばしば、他のあらゆる人々やあらゆる物事への注意を排除する、ということである。グループのメンバーに対し、自分が今いる文脈に注意を向けるよう求めることは、彼らの痛みを生み出している個人的な体験に焦点を合わせるだけでなく、彼ら自身の外側にある、別の文脈にも焦点を合わせるよう求めることである。SCT は、人々の足をセラピーに向かわせる痛みのほとんどが、物事を個人的に、かつ文脈から切り離して捉えていることがその要因になっているとみなしており、セラピーでの主要な作業は、過去のトラウマティックな事件を見つけだすことではなく、また、その後ずっと今を幸せに生きるためにそれらを受け入れることではないと考えている。それよりもむしろ、セラピーでの作業は、今、ここで、の現在に常に存在する、さまざまに異なる文脈の中で、その文脈にふさわしいさまざまな関係性（役割）を、その人が発展させていくのを妨げているのは何か、それを認識する能力を獲得することである。

　どのセラピーグループで何を取り扱うのか、またどのように取り扱うのか、というのは 2 つの主要な要素に左右される。*何*を取り扱うかは、グループがその時どの発達の局面にあるかによる。どのように取り扱うかは、境界において、抑制力としてもたらされている特定の防衛が何かによる。

　私は今回の実験的グループ、すなわち全く新しい状態のグループが、必然的に逃避の局面で作業していたことをずっと強調している。言い換えれば、間違いなくプレッシャーがかかっており、それはグループ発達の最初の下位局面として一般的なことであり、すべてのメンバーがそれを体験し、またそれは逃避の衝動を駆り立てるものである。グループの中にいる個々のメンバーの行動や

体験は、個人の心理力動よりも、グループの力動の方により多く動かされているとSCTでは仮定している。

　システマティックに抑制力を減らして推進力を解放することは、システム・センタードの実践における基本原則である。システム・センタードのリーダーは、グループ発達の各局面と固有の抑制力、という「地図」を持って新しいグループに入り、それを使って抑制力を修正し、グループの発達を促進する。SCTの防衛修正の階層は、5つのモジュールに分かれているが、そのひとつひとつは、グループの各発達局面における、それぞれに固有な課題と関連があり、修正される抑制力は、この階層の中に順序だてて配列されている。SCTのリーダーは、グループが到達しているその時の発達局面と、関連のある特定の防衛のみを注意深く減らすことにより、その発達局面にとって一般的な抑制力を修正していく。

　逃避の防衛（知性化、曖昧さ等）の出現は、逃避の局面の力動において本来的であるだけでなく、それは予測が可能である。防衛修正の技法にパワーを与えているのは、このことである。指示された順序で逃避の防衛を修正することで、メンバーは、逃避の衝動を行動化しないだけでなく、局面が変わった時に、より複雑な防衛を修正するのを受け入れるためのスキルも獲得するのである。逃避の防衛は、逃避の下位局面に限定されるものではなく、また逃避の局面で、他の防衛が不可能なわけでもない。すべての防衛が、発達の局面がどれであろうと存在可能である。どの発達局面においても、そこに存在している困難が、色々な防衛の集まりを呼び起こす可能性があり、それはすでにその防衛の修正が習得されているか否かによらない。その中のより大きな困難が、より防衛を呼び起こす基礎になる。

　システム・センタードの作業は、あらかじめ定められた順番（階層）で、防衛を減らしていく構成になっている。これは、定められた順番で作業をすると、防衛修正のスキルは、それ以前に獲得されたスキルの上に積みあがり、次のスキルを獲得する下準備になるよう考えられている。そのため、もし時期尚早な修正が行われたならば、非常に困難になると思われる作業も、比較的容易に行うことが可能になる。この、あらかじめ定められた順番は、SCTの防衛修正の階層に基づいて配列されており（Agazarian 1999）、この階層において、

特定の防衛は、その防衛が属しているグループの発達局面を特徴づけている固有の課題と同時に進行している。これを、次の表3.2で示す。

表 3.2　グループの発達局面と、防衛修正の5つのモジュールの対応表

グループの3つの発達局面、という文脈での、防衛修正の階層：権威、親密さ、作業

局面1：権威に対する防衛の階層
逃避の下位局面

モジュールⅠ．　社会的な防衛。症状を形成する防衛の三つ組（認知の歪み、緊張、報復的な衝動）。

モジュールⅠa．　社会的な防衛：人間関係で生じる予測不能な現実の回避。防衛的、ステレオタイプ、社交的なコミュニケーションによって。

モジュールⅠb．　症状を形成する防衛の三つ組

認知の歪み：不安を生み出す現実認識の地図。悲観的な予測、憶測、気がかりに基づいて、あるいは未知への入り口に立っていることへの防衛として。

緊張：覚醒と感情の回避。緊張の生成、ストレスに対する身体反応という防衛によって。

逃避から闘争への移行の局面

モジュールⅠc．　報復的な衝動：報復的な衝動の回避。抑うつ（逃避）によって、もしくは、標的に向かって敵意を向けるという報復衝動（闘争）の行動化によって、もしくは、怒りっぽさや欲求不満や覚醒を、成り行き任せに発散することによって。

闘争の下位局面

モジュールⅡ．　役割固定の防衛：防衛的投影と投影同一化によって、人より優位に立つ／下手に出る役割関係をとる。たとえば：IP（アイデンティファイド・ペイシェント）／援助者；スケープゴートになる／他者をスケープゴートにする；犠牲者／弱いものいじめ；その他、古い役割の繰り返しとしての、反抗的／従順 の切り離し。

権威から親密さへの移行の局面

モジュールⅢ．　変化に抵抗するという防衛

権威にまつわる葛藤の顕在化：防衛的な頑固さと疑念、すなわち良いものと悪いものを切り離し、権威、もしくは社会に対し、正義や苦情を訴える立場から悪いものを責めたてる

自分の権威を認めない：防衛的な頑固さと自身に対する疑念、すなわち良いものと悪いものを切り離し、自身の無能力を責める

局面2：親密さに対する防衛の階層

モジュールⅣ．　分離と個体化に対する防衛

魅了されることと希望の下位局面

モジュールⅣa．　分離に対する防衛：魅了されること、他者、自身、グループに対する盲目的な信頼。分離に対する防衛としての融合と愛への依存症

幻想が打ち砕かれることと失望の下位局面

モジュールⅣb．　個体化に対する防衛：疎外と失望：幻想が打ち砕かれることと、他者、自身、グループに対する盲目的な不信

局面3：相互に依存して作業することに対する防衛
モジュールⅤ.　　知ることに対する抵抗
モジュールⅤa.　内的な現実に対する防衛：知的に理解していることと、感覚的に理解していることに対する防衛
モジュールⅤb.　外的な現実に対する防衛：今の現実という文脈の中での役割、目標、環境について、現実検討を行うことに対する防衛

　以下は、グループ発達の逃避の下位局面で顕著にみられる力動的な課題と、SCTが修正を行う特定の防衛について簡単に説明したものである。防衛の修正は、グループの力動をグループの中で行動化するのではなく、それをコンテインし、探求する目的で行われる。

　すでに言及しているが、逃避は、ほとんどすべてのグループの始まりを特徴づけるものとして、また、今回の実験的グループの確かな特徴として、本章で最も突出して取り上げている局面である。読者は実験的グループが行った作業を通じて理解していると思うが、このことは、グループが防衛的な逃避をすることに、最も多くの時間を費やすことを意味するものではない。これが意味しているのは、実験的グループにおいて意図的に修正されている防衛が、その時のグループの発達段階が次の発達の局面へと向かう時に生じる主要な抑制力に対してである、ということである。逐語が描き出しているように、実験的グループは、防衛修正に対して高い反応性を示し、逃避の局面に関係のある「作業」に、それ相当の時間を費やしている。したがって、逃避の局面にあるということが、グループが逃避の状態にあることを必ずしも意味しておらず、すなわち、SCTのセラピストが、逃避の局面に一般的な課題に焦点を当てる、その治療的課題は何かということを、ただ意味している。

　逃避の局面で修正される防衛は、防衛修正の階層におけるモジュールⅠの技法を使用する（前掲の表3.2に示すとおり）。実験的グループにおけるこれらの修正の進行について、それを描き出している逐語を取り上げながら次に論じる。

モジュールⅠ　防衛修正の階層において

　モジュールⅠの最初の3つの防衛は、欲求不満が持つある種のエネルギーを防衛している最初の領域である。モジュールⅠにおける作業は、どのようにしてエネルギーを方向付けるかを学ぶことである。すなわち、個人のシステムの内部でいかに作業するか、文字通りいえば「その人の個人のシステムを組織化する」のを学ぶことへと、いかにしてエネルギーを集中させるかである。モジュールⅠの作業は、それまで非効率的に存在しているだけだったシステムの構造を、築いていく方向へと進む最初のステップである。この作業は、識別の基礎的なスキルを身につけるトレーニングによって行われる。そして、その人がその時にいる文脈の中で、思考や感覚や感情に対して、境界を適切に開いたり閉じたりできるようにして、システムが、未分化な感情（曖昧さ）であふれかえったり、あまりにも過剰に識別された細かさ（冗長さ）によって行き詰まらないようにする。またこれは、「コンテインする」ための基礎的なトレーニングによっても行われる。このトレーニングにより、葛藤の2つの側面を、それぞれの側面の探求が行われる間、また、一見したところ異なってみえるものの中にある似ているところを認識し、葛藤を防衛するのではなく現実の中で取り扱う作業をしているあいだ、そのまま維持することができる状態へと導いていく。

コンテインする
Containing

　SCTにおいて、コンテインする作業とは、作業可能性を秘めたエネルギーを、それが適切に使えるよう方向付けられるまでコンテインすることである。作業可能性を秘めたエネルギーをコンテインするには、行動に移そうとする衝動を引き伸ばすことで生じる欲求不満体験を、コンテインすることが求められる。それはメンバーが、欲求不満への耐性を高め、行動化の可能性を減じることにより、コンテインする許容量を増すことを通じて行われる。

第 3 章　システム・センタード・セラピーの技法　177

　逃避の局面における主要な課題は、セラピストへの従順や隠された反抗の形で典型的に現れる依存をうまく取り扱うことである。発達のそれぞれの局面は、その局面に特有な、統合するにはあまりにも違いすぎる異なるものを抱えており、それゆえ、その異なるものは、分裂排除されたり、グループの力動がコンテインしているものの中に投影されたりする。逃避の局面において、IP（アイデンティファイド・ペイシェント）という役割は、グループの依存をコンテインするために生み出される。IP（アイデンティファイド・ペイシェント）は、治療を行う対象としてセラピストに差し出される（残念なことに、何度も何度も繰り返して）。システム・センタードのグループでは、依存の葛藤を 2 つに切り離してサブグループでコンテインし、片方のグループでは、面倒をみてもらいたいという願望について探求し、もう片方のグループでは、面倒をみてもらいたいという願望の置き換えとしての、他者の面倒をみたいという願望について探求をする。

　実験的グループでは、Nan が自発的にその役割をとる可能性を秘めていた。おわかりになると思うが、私は、彼女が自分自身と再びつながりを持って、自らの感情をコンテインするまで、SCT の「彼女を箱の中にとどめる」技法で彼女に対応している。Nan は感情の洪水（SCT ではこれを「深海への飛び込み」と呼ぶ）のために沈黙し、自分が「心を開いて、気持ちをあふれさせることができる」状態に、おかれていないことに失望していた。感情の洪水は、グループとメンバーの両者にしばしばカタルシスを引き起こす。しかしながら、患者が、自分が行う心の作業は感情をコンテインすることであり、そうすることでグループに感情を「あふれさせる」のではなく、感情を理解できるようになることだ、ということを学ばない限り、また、グループが、自分たちがとっている観客という役割は、満足感があるにせよ、自身の感情を探求したり理解することからの逃避である、と理解しない限り、カタルシスは治療的というよりも、むしろ中毒症になってしまう。

　ステレオタイプの社交的なコミュニケーションは、逃避の局面において修正が行われる最初の防衛である。社交的な言動による防衛をコンテインするための SCT の技法は、そのメンバーを箱の中にとどめる技法である。これは、しばしば行うのがかなり困難で、とりわけ、メンバーが「自分の物語を語る」

（繰り返し、繰り返し）といったことに、時間と労力を投じている場合はなおさらである。それについて、この技法は実験的グループのメンバーのフィードバックで高く評価されている。「彼女のグループのやり方は、私がそれまで体験したことのある他の多くのグループのように、多くの時間を無駄にするようなものではなかった。」

　Bill および、彼が物語の語りへと傾いていったことを除き、実験的グループでは、ほとんど社交的な防衛はみられなかった。Bill はベテランの物語の語り部であり折紙付きである。「ええと、さっき話したように、僕は1982年にみんなの語りあい、という番組に Maury Povitch と一緒に出たんだ。僕はパートナーのいない親という団体に所属していたんだけど…」（pp.75-76参照）

　私は彼の話に口を挟んでも良いか（彼を「箱の中に入れる」試み）、Bill に尋ね、彼は「もちろん」と言い、そして私は「まさに、今、ここで」について尋ねた。Bill に対しては、何度も「箱の中に入れる介入」をして、そして１度、互いに身動きが取れなくなった。

　　Bill：僕は病院にいることについて話してるんだけど。
　　私：そう、私はグループにいることについて話しています。
　　Bill：わかったよ。
　　私：そのわかったよは、私たちはここにいて、グループに注目する、ということでしょうか？
　　Bill：そう、それでいい。でも、１つだけ言っておきたいんだけど…
　　　（pp.82-83参照）

　もし機会が与えられるなら、簡単にグループを独占してしまうであろうメンバーの、Bill は良い例である。このグループの初期の段階において、私は、彼を、場を独占することから遠ざけておく自信があった。けれども、お互いの情動が通じ合うようになる感じはしていなかったし、彼がグループから利益を受けられるだろうとも思っていなかった。このグループで最も驚いたことの１つは、彼の防衛がコンテインされた後に、彼が行った心の作業、中でも、彼が到達した洞察であった。すなわち「僕は感じていない。僕は自分の気持ちにつ

いて話している！」である。そのため Bill は、人が、自分の親しんでいる防衛を使って、考えが凝り固まった状態のままでいられなくなった時（その人の悲観的な予測を行動化するのでもなく）、何ができるかを示す良い例でもある。

　グループで物語を語ることへの反応は、グループのコミュニケーション・スタイルを発達させる上で、重要な部分である。SCT の視点でいえば、物語を語る現象はすべて、その物語の語り部と、潜在的にはグループをも、今、ここで、の状態から外側に追い出して、どこか違う場所ないしは時間へと後退させてしまう。

　社交的な言動による防衛の後、逃避の局面における主な防衛の修正は、症状を形成する防衛の三つ組である。これは防衛修正の階層として定義されている５つのうちの、最初のモジュールである。これを「症状を形成する防衛の三つ組」と呼ぶが、それは、セラピーへと人々の足を運ばせる、最も一般的な症状を取り扱うからである。すなわちそれは、未来もしくは現在に関する不安を喚起する思考、緊張、身体症状、抑うつである。

症状を形成する防衛の三つ組

症状を形成する防衛の三つ組は、防衛の３つの布置を取り扱う
1. 現実検討から注意をそらす、認知の歪みと心配
2. 感情の体験を回避するものとしての、緊張の生成およびストレスに関連した身体反応による防衛
3. 欲求不満や報復衝動に対し、抑うつによる締め付け、あるいは敵意の表出という行動化で排出し、防衛する（この防衛の修正は、逃避から闘争に移行する局面で行われる）。

　SCT において、人々が、グループの今、ここで、につながっていること、また、その人が、ちゃんと意識して今現在の自分自身につながっていること、その両方の状態を保っていることが、グループの最初の発達局面における主な到達目標である。グループが、自分たちの作業を理解するための３つめの文脈として、全体としてのグループがあることに気づいていくと、個人の語りは、それと平行して、グループに潜在しているテーマの語りでもある、という

つながりの理解が重要になる。SCT では、グループが作業する状態になるために、全体としてのグループの中で、防衛が適切なやり方で十分に修正された時、グループのテーマが浮上してくると考えている。同じことが精神分析の自由連想についても言える。

境界において、抑制力を修正するための、極めて重要な技法のセットがもう1つあるが、それは、コミュニケーションのチャンネルにおけるノイズの修正である。境界調整の手法で論じているように、SCT では、コミュニケーションの中にノイズ（曖昧さ、冗長さ、矛盾）が多くなるほど聞き取れる情報は少なくなる、という理解のもとに、ノイズをすみやかに修正する。あらゆる騒音公害とまさに同じように、グループのエネルギーは、ノイズが引き起こすストレスになんとか対処することに使われてしまう。それゆえ、曖昧さ、冗長さ、矛盾は、システム・センタードのセラピストにとって、切迫した警告のようなものである。

たとえば、私の質問に対する Jane の次の反応を聞いた時「いいえ、あー、わからないわ、あんまり考えてなかったし、ほんとのこと言うと…ええ、多分…」、私の中で曖昧さの警告が鳴った。即座に私は彼女に尋ねた、「あなたにとっても、ここはまさに、未知への入り口ですか？」Jane が「もちろん」と答え、曖昧さを明らかにする方向へと自分でシフトしたことを私は喜んで、そして次のように強化した。「じゃあ、あなたはたった今、多分から、間違いない、に変わったのですね。」

不安を喚起する思考、三つ組における最初の防衛

実験的グループにおいて、私はメンバーが作業するためのサブグループを作るやいなや、不安の解消に最初の注意を向けた。不安を喚起する思考は、人を不安にさせるだけでなく、グループの今、ここで、の中に存在する現実の認識から、メンバーの心をそらすような架空の現実を作り出すのである。すべての防衛修正は、メンバーが、自分自身との関係性を回復することが意図されている。三つ組で最初につながりを回復させるのは、心とのつながり、そして次に身体、そして次に感情である。

不安の修正は、境界調整の手法を実践に適用する技法のうちの1つである。境界調整では、実際の、あるいは心理的な、空間と時間の中の、どこにその人が存在しているかが考えられている。SCTのグループで最初に行われる修正の1つは、過去や未来について考えることによって心の中で時間旅行ができる、ということにメンバーの注意を喚起することである。もしその旅行の目的が、今のこの瞬間にとって有用な情報を集めるというのであれば、常にこれはOKである。というのは、メンバーが心の作業に役立つように自らの心を使うからである。しかしメンバーが、現在から過去、もしくは未来へと「逃避する」場合には、これはOKではない。不安には2つの源があるとSCTでは想定している。すなわち、未来に対する悲観的な予測、あるいは現在についての悲観的な確信である。私は次に示すようにグループを扱っている。

　　　できれば「神経質」から始めたいのです。――というのも、今回のこのやり方でとても重要なのが、その人の不安がどこからくるかを知ることだからです。ある時はその人の思考から、そしてまたある時は、その人の体験から不安はやってきます。神経質になっていることに関して、あなたがた4人は、何か自分を怖がらせることを、考えていたかどうかわかりますか？（p.67参照）

　次にあるのは、SCTが不安の解消のために用いる最初の3つの質問で、これらはメンバーに技法を教える最初のステップである。そしてメンバーがこれを身につけると、今後、不安になった時は、いつでもメンバーがこの問いを自らに発することができる、ということが期待されている。メンバーに、自らの現実をチェックするよう要求するこの質問は、メンバーをその人の個人的な現在および現在の文脈へと導いていく。「不安に対する3つの質問」は：
1. あなたを怖がらせる何かを、あなたは考えていますか？（そうだという場合、メンバーは、不安を喚起する思考、それはしばしば悲観的な予測であったり、他者が考えていることに対する恐れであったりするが、それを同定するよう言われる。）
2. あなたを怖がらせる感覚、ないしは気持ちを、あなたは持っていま

か？（そうだという場合、メンバーは、身体の感覚について表現し、それについてゆとりを持つよう言われる。そのプロセスで、大抵のメンバーは、自分の感情的な体験を抑えようとする試みから不快感が生じることに気が付いて、リラックスする。そして彼らの体験は、エネルギーの心地良い感覚に変化する。時として、不安 anxiety とワクワク興奮する感じ excitement との主な違いは、私たちがそれを呼ぶ単なる言葉の違いである！）
3. あなたは未知への入り口に座っていて、そのことに不安を感じていませんか？（そうだという場合、「未知への入り口にいる時は、誰でも感覚的にはわかっているけど言葉にならない感じがします。もしあなたが好奇心を持てれば、それがあなたの助けになるでしょう」と話し、一般的な現実として支持する。）（pp.66-67参照）

　未知への入り口において、感覚的にはわかっているが言葉にならない反応が出ることは、一般的には予期不安と呼ばれている。SCT では、予期不安を誤った名称であると考えており、というのも、不安を喚起する思考によって汚染されていない場合、予期不安には、ワクワクする興奮、油断のなさ、好奇心、闘争－逃避の反応に対する準備状態、といったものが入り交じっているからである。未知への入り口にいる状態は、闘争－逃避の反応を駆り立てる。また不安を喚起する思考も駆り立てる。これらを回避するために、SCT においてメンバーは、未知への入り口で、自分が何を発見するのだろう、という好奇心を発動するよう励まされる。好奇心の発動は、現実を検討することへと進む中心的なステップである。

　SCT では、技法を、技法と方法論（この場合は境界調整）を結びつける地図の中に枠付けすることを非常に重視している。そして同じく方法論は、理論と関連を持っている（境界は空間と時間の中に存在し、グループのエネルギーをコンテインし、システムの構造を提供する）。時間に関し、境界調整を行うための技法の枠組みは、Kurt Lewin の、過去と現在と未来、現実と非現実、の地図である（Agazarian 1986）。その利点は、どの技法をいつ使えば良いかということが、かなりはっきりわかる地図を提供することである。（p.183参

照)

悲観的な予測への逃避（未来の非現実）

たとえば悲観的な予測は、不安の要因であるばかりか、メンバーのエネルギーを現在から引き離し、未来へと向かわせるが、その解消は、前述した3つの質問による単純な技法によるものである。その技術的な要点は、これら3つの質問が、境界における抑制力を実際に弱め、人のエネルギーを、未来から現在に引き戻すのを可能にすることである。しかしながら、後述するモデルからわかるように、それは、ただ最初の境界を越えるだけである。境界は、非現実と現実の間に、今もなお存在している。最初の境界を、未来から現在へと越えることは、不安を軽減するが、人が防衛しているあらゆる衝動、感情、

表3.3 空間、時間と、現実の、境界の地図（Lewin 1951をYvonne M. Agazarianが改訂）

	過去、現在、未来——体験の説明 対 体験の探求		
	過去	現在	未来
体験の説明 非現実	記憶の解釈 戦いの物語と ロマンス 非難することと 不満をいうこと	願望と恐れに基づく解釈 思考が生み出した 自意識 自分あるいは他者の 批判 マインドリーディング	悲観的な予測と 楽観的な予測 不安を喚起する思考 反芻と心配すること 未来に関する 悲観と楽観主義
体験の探求 現実	過去の体験 感覚的に理解している記憶 感情的知性と 直感的理解	現在の体験、 一般常識と現実検討 体験が生み出した その人の意識 言葉と感情的知性	計画と目標 未知のものへの 好奇心 系統立った仮説 不測の事態に対する計画

モデルは、現実検討ができるようにするために、作り出された現実から本来の現実へと境界を越えるコミュニケーションの流れを明らかにしている；外的および内的な葛藤が、認識できて取り扱うことができる；過去、現在、未来の現実が、最初にまず生じる体験に基づくことができ、その次に生じる説明には基づかない。

葛藤と、その人とのつながりを回復することと、同じ重みをもっているとはいえない。それゆえ、現在の非現実から、現在の現実へと境界を越えることが、防衛修正の主要な到達目標である。SCTのセラピストは、前掲のような地図を頭の中に持っていると、現在の非現実から、現在の現実へと境界を越えることに関して、より簡単に思い起こすことができる。

投影への逃避（マインドリーディング）

　マインドリーディング、すなわち他者が自分について何を考えているかに自意識が向いていること、それは非現実と現実の境界におけるもう１つの抑制力であり、別の技法（到達目標への別の進路）が必要である。マインドリーディングの解消は、不安の解消よりも、より複雑な事象である。不安の解消は、その人自身での心の作業が求められる。マインドリーディングの解消は、他者との心の作業が求められる。典型的にはグループの後半で生じ、実験的グループでもそうであった。技法それ自体は単純だが、実際にそれをやってみる勇気がメンバーには必要である。マインドリーディングをチェックする最初のステップは、「はい／いいえ」の質問をすることである。つまり、はい、もしくは、いいえ、で相手が答えられる質問である。Janeとのやりとりをみれば、それが思うほど単純ではないことが明らかである。私「あなたの確信をチェックしていただけますか？」Jane「何を？　どうやってするかわからないわ。」「ええと、あなたは、はい、または、いいえ、で答えられるような質問をします。」「いいわ、質問するわ、単刀直入に質問してみるわ。（Juneに向かって）あなたは怒っていますか？」（p.121参照）

　これで最初のステップは完了である。２番目のステップでは、「はい」もしくは「いいえ」の直接的な返答が必要である。この時に、返答するメンバーには技法のもう一方の側面、すなわち情報を提供するという役割をとる（質問しているメンバーが、探索に必要なデータを与える）ことが、教えられる必要がある。返答をするメンバーは、それが役割であり、個人的な意味は一切ないことを理解するよう励まされる。すなわち、彼、もしくは彼女の任務は、単純に情報の提供であり、個人的に巻き込まれないようにすること、もちろん、質問

が個人的なことだったとしても！　SCTの技法は大抵、単純だが、しかし、複雑な学びをしばしば含んでいる。この場合、返答するメンバーは、自身の役割を、その時の文脈と到達目標に合うように、いかに変化させるかを学んでいく。これは簡単なことではない。たとえば、Janeの質問に返答するJuneは、彼女自身の体験について語り始めたため、私は次のように介入している。「あなたは、Janeが、彼女が持っている現実をチェックするのを手伝っています。そしてあなたがしていることは、Janeに、彼女が考えるのと、あなたが考えるのと、違う2つのものがある、というのを告げることです。…あなたは、とても重要な作業をしています。」そして私は尋ねる。「彼女を信じますか、Jane？」（pp.121-122参照）

　これはメンバーにとってもグループにとっても重要な3番目のステップである。それは、グループの中で現実を検討することが、正当であるというプロセスの始まりであり、現実をチェックする人に、その人自身が妥当性を確認するプロセスについて、注意を払うよう求めるものでもある。もし、その人が、相手の返答を信じないといったなら、次の質問は「このグループで作業することは、あなたにとってどんな感じなのでしょう。あなたに真実を告げていると、あなたが信じないメンバーがいるのがわかっているこのグループで？」おわかりのように、これは、メンバーとグループの双方に、現実をもたらすための、ことさら重要なステップであり、また信じるという課題そのものと、グループでの実際の作業と関連して信じるということについて、その両方に焦点を当てることを含んでいる。

　3番目のステップでは次の質問をする。「あなたの現実が支持されて（あるいは否定されて）どんな風に感じますか？」もう一度言うが、認識の違いから大いなる学びがもたらされる。認識していた現実が否定された場合には、そのメンバーが、認知の不協和に対する、その人特有の反応に気がつく良い機会である。

　この重要性は、次に示す逐語が描き出している。ちなみに、グループを開始した初めの頃は、手をだらんとさせて存在感がなかったJaneが、ここで彼女がやったような、ある種、勇気のいる心の作業をするとは、思いもよらなかった。

YA：そう、あなたは June が今、怒っていないというのを信じないのですね、彼女があなたに、怒っていないと言ったにもかかわらず。

Jane：そのとおりよ。

YA：それはあなたにとってどうなんでしょう——あなたが持っている現実をチェックして、June の現実があなたのとは違うことがわかって？ そしてあなたは彼女を信じない。

Jane：うーん。

YA：どう感じますか？

Jane：そうね、私が感じているのは、うーん、あなたが思っている、私は考えなおすべき、でも、うーん、同時に、私の最初の、うーん、私の最初の印象が、うーん、わかるでしょ、すでにそうだと言っていて…

YA：そう、考えを変えるのは難しい、ですよね？

Jane：そうねえ、今のところ変えないわ。

YA：そうですか。それは、あなたが抱えている困難の 1 つですか？

Jane：そうよ。

YA：わかりました。ということは、今、私たちはこのグループで、あなたが外の世界で抱えているのと同じ困難を、一緒に抱えているということでしょうか？

Jane：うーん。

YA：いいですか？

Jane：多分、そう。

YA：多分、そう、それとも本当にそう？

Jane：どうかしら、本当にそう、というべきでしょうね。完全にそうだわ。
（pp.122-123参照）

過去への逃避

　過去と現在の境界における抑制力を修正するのは、また別の単純な技法である。ここでは最初の重要な識別が行われる。過去に行くのは現在からの逃避な

のか？　あるいは、現在における挑戦をうまくやるために役立つ情報を集めるためなのか？　この識別が行われることで、セラピーにおける多くの無駄な時間が回避される。過去と現在の境界における抑制力の修正は、現在と未来の境界における修正よりも単純ですらある。技法は、1つか2つ、言葉を変えるという単純なものである。人のエネルギーを過去から現在に方向付ける、単純な1つの質問は「現在は過去とどんな風に違いますか？」逆もまた真なりで、過去からエネルギーを引き戻す質問は「現在は過去とどんな風に似ていますか？」過去から現在への質問は尋ねやすい。しかしそれはパワーのある質問である。なぜパワーがあるかといえば、その違いが明らかな時でさえ、人はしばしば過去と現在の違いがわからない、ということが容易にわかるからである。私たちはもちろん、転移を取り上げる。それはSCTにおいて、セラピーの始まりの段階では、認知の歪みを意識化して転移の効力を中和するという形で行われ、また転移に対する早期の防衛が出現した時にのみそれを取り扱い、役割固定や、広範囲にわたる転移に関しては、階層が次の段階に進んでから取り上げる（Agazarian 1994）。過去へと逃避する形態で、最も捉えにくいものは、メンバーが他のメンバーと、あるいはサブグループとあたかも結びついているかのように見えていて、実際は結びついていない時である。

　　Bill：もし、あなたが僕にそう言ったのが3日前なら、僕には怒りの気持ちがあったと思うよ。（p.119参照）

もちろん、説明と探求の分かれ道は、人が境界を過去から現在へと越えるのを励ます技法として、常に使用可能である。

　　YA：(Joshに向かって)　そうですか。やはり私があなたに伝えたいのは、あなたはグループを離れて、あなたの過去の中に戻って、今起きていることと、以前に起きたことの突き合わせをして、何かうまい*説明*を思いつくかもしれません。でも、それであなたが見逃すだろうと思うのは、今、ここで、の中で、生きていることからあなたが発見する、あらゆる新しいことです。あなたが体験について*探求*し、

少し様子をみて、そしてグループの中で作業をすれば、自分自身について、あなたが今まで知らなかった何かがあることを、まさに発見するはずです。（pp.92-93参照）

　探求か－説明かの二分法は、SCT で取り扱われる最も重要なものの 1 つであり、その理由は、私が Josh に示したまさにそのとおりである。探求か－説明かという葛藤は、2 番目に生じる現実と、最初にまず生じる現実の間の境界に横たわっており、弱めるのが最も易しい抑制力の 1 つである。システム・センタードのグループのメンバーは、彼らが説明を始めるとセラピストに割り込まれ、そして、説明は、彼らがすでに知っている世界へと彼らを導くが、探求は、彼らの体験とまだ知らぬ未知の世界へと彼らを導く、ということに注目が向けられる。

　次に示すのは、探求か－説明かの分かれ道の別のバージョンで、今、ここで、において心の作業をする場合と、過去に逃避したり、今に関する思考の仕方が逃避の形態をとって心の作業を行う場合とで、推進力と抑制力を対応させて力の場を示したものである。

表 3.4　推進力と抑制力の力の場
今、ここで、と過去、あるいは今に関する思考の仕方と関連させて

推進力　→	←　抑制力
探求　→	←　説明
他者が考えていると、あなたが考えていることを、その他者が考えているかどうかチェックする。　→	←　マインドリーディング
未来についてあなたが知っていることのデータを集める　→	←　悲観的な予測
現在と過去を識別する　→	←　現在と過去の識別に失敗する

　SCT の作業では、常に、エネルギーを過去、もしくは未来から、現在の方向へと意図的に向け変える。これは、グループの現実としての今、ここで、に、メンバーが十分に身を置いて、場を共有していることやそこにいることをしっかりと意識している状態をもたらす。同じく重要なのは、グループにいる

人は、そこでの現在にいる時にだけグループのメンバーになる、とSCTでは考えることである。彼らがグループから離れ、過去、現在、未来における個人的な役割をとる場合には、もはやグループの中で、メンバーという役割をとることはない。人が心理的に「グループを離れて」いる時は、たとえ、どんな、今、ここで、の葛藤が逃避への引き金を引いたとしても、そのことに焦点が当てられることはなく、またしばしば気づかれず、防衛的に行われていることにつながることもない。SCTでは、防衛として最初に行われる連想のプロセスを、メンバーが現在のストレッサーを、それとよく似た過去へと退却することでなんとか乗り切ろうとしていると考える。これは現在の、痛みに対する恐れを回避する。しかしこれは、痛みを記憶している過去の時間へとその人を運んでいくことでもあり、それによって、その瞬間に存在している不確かさを取り除くという利点はあるものの、しかしそれは現在における不確かさの痛みを、過去の痛みに置き換えることである。SCTの重要な原則では、メンバーを励まして、未知のことに関して、自分たちが恐れなじんでいる失敗と、グループに参加したことが失敗に終わる可能性の、どちらが最悪に感じるかを発見するようにしていく。

　過去への逃避は、また別の分かれ道によってメンバーを直面化する。それは、過去の「よく似たもの」への退却によって回避されている、現在のあらゆる葛藤に関する分かれ道である。

メンバーを箱の中にとどめる

　メンバーを箱の中にとどめる、というのは、メンバーがどこへ行こうとついて行き、メンバーが、自分自身や他人、そして自分たちをとりまいている環境の現実を探求する作業から離れてしまうような、その時々の局面に合致するあらゆる防衛を解消する技法である。「箱の中にとどめる」ちょっとした例は、憶測（「多分、もしかすると、そうだと思う」）を、「そうです」とか「違います」とか「やります」などの、はっきりした意見に変える私の質問である。メンバーを箱の中にとどめるには、彼らが逃避している時の彼らの感覚に、十分に同調することが必要であり、そうすれば、メンバーを呼び戻して心の作業に

とどめることができる。その見返りは、ある時には大いに報われるし、またある時には大いなる痛みである。最初の例は Nan に報いをもたらした例である。2つめの例は心が痛む例で、それは報われるかもしれないが、もしかしたらそうでないかもしれない。

YA：(*Nan に向かって*) あなたは、おびえてると言いましたよね？　私はあなたに同じ質問をしようと思います。で、質問なんですが、あなたは、あなたを怖がらせるような何かを考えていますか？

Nan：ええ。

YA：何を考えているのでしょう？

Nan：参ったわ！　私、今、本当におびえてる。

YA：ええと、ご存じのように、考えというのは、その人の頭の中にありますが…

Nan：うーん…(*従順な子供のように彼女は頷く。*)

YA：…いつでも、より恐ろしいものなんです。あなたがその考えを言葉にするまでは。

Nan：そうね、そのとおりね。

YA：だったら、試してみますか？

Nan：いいわ。やってみる。(*彼女は深呼吸をして、天井の方を見あげる。*)　私には、家族といる時に自分の感情を取り繕うやり方があって…

YA：そうですか。今、この瞬間なんですが、あなたはおびえてると言いました。

Nan：ええ。それは、それは、私はただ…(*彼女は私が話すのを制止するために指を1本立てる*)

YA：(*私は割って入って*) どんなことでも、何かあなたが考えていることはありませんか…？

Nan：あるわ (*彼女の指が再び立つ*)。

YA：…このグループについて？

Nan：そうよ (*指が立つ*)。

YA：何でしょう？

Nan：ほんの数分前（彼女は何かを指し示すかのように指を高く上げる）、ほんの数分前、私は外出して父親に会ったわ。
YA：うーん。
Nan：そしてとても怖かったわ。
YA：そうですか。あなたは外出して、お父さんについて考えたのですか？
Nan：彼のことを考えて、とても取り乱して、おなかがぐるぐるなり始めたの。
YA：それは、あなたがこのグループにいた時のことですか？
Nan：私がこのグループに来るちょっと前のことよ。
YA：あなたがこのグループに来てからはどうですか？ 何か起こりましたか？
Nan：より穏やかな感じだわ。
YA：そうなんですか？
Nan：うーん。
YA：それでは、あなたを怖がらせていることが、今、何かありますか？
Nan：ああ。(この時、Nanはアイコンタクトをとっていて、穏やかにみえ、そして自分自身について確認しているようにみえる。)
YA：あなたは怖い感じがしてますか、今？
Nan：いいえ！(彼女は確信を持って頭を横に振る。彼女には、もはやどんな動揺のサインもみられない。) (pp.85-88参照)

　上記の例において、Nanを箱の中にとどめたことは、彼女に、今、ここで、の中では自分はOKだが、彼女が心に描く現実の中では自分はOKではない、という現実に、彼女が戻ることができるという結果になった。これはまた、心に描く現実の筋書きがもたらす満足感が、今、ここで、の現実が実際にもたらすものと、いかに容易に張り合ってそれを取り込んでしまうかを示す、すばらしい例でもある。
　次に示す作業は、Alにとっての、極めて重要な心の作業の一片である。グループの早い段階で、私はAlに「もし、あなたが全く自由に選択するとしたら、どちらにするのでしょう。——グループにとどまるのか、それともグルー

プの外に出て悩むのか？」（p.91参照）と尋ね、Al は「グループにとどまる」と即座に返答している。次に示す作業において、彼もまた、自身の内的体験を大発見しているが、しかしそれは Nan の時とは違う情動を伴うものであった。これは、メンバーがその代償と、防衛の代償に直面した時に、時にその代償が利益を上回る、ということを示す厳しい例である。そしてこれは、防衛を十分に自我違和的にして、その代替の探求を価値あるものにする、という治療的な課題をもたらしている。

YA：そう、今、この瞬間、私が思うに、あなたはまさに自動的にその状態になって、これまであなたがずっとやってきた方法で、疑問に答えています、あなたの、今、ここで、の体験をチェックするというのではなくて。合ってますか？（p.127参照）
Al：ああ。
YA：いいですね、それで、もしあなたが、このグループにいて、どっちつかずの状態にいることについて体験をチェックして、そのことに関心を向けるなら、また、自分が好奇心を感じ、刺激されていることに気づくなら、その時、あなたは自分の体験に気づくでしょう。——あなたを引き裂いてしまうあなたの部分、あなたが張り合っていなければならないあなたの一部分に気づくのです…
Al：わからない…
YA：この30分、そうする価値がありましたか、それともなかったですか？
Al：なかった、する価値はなかった。
YA：する価値はなかった。
Al：あんまりね。
YA：する価値はなかった？
Al：あんまりね。
YA：それをどう感じるのでしょう、何か…
Al：僕は思わない…
YA：もしあなたが…
Al：それほどたくさんの体験をしていない…

YA：焦らないでゆっくり、焦らないでゆっくり、どうしてかというと、あまりに性急に答えると、自分がどう感じているか、あなたが気づかないからです。私の言っていることがわかりますか？

Al：すべて行き詰まりだ。

YA：ちょっと待って！　おー！　あまりに性急に答えると、自分がどう感じているか、あなたは気づきません。自分がどう感じているか知りたいですか？　あなた次第です（間をあける）、それは本当にあなた次第なのです、今、この瞬間。

Al：ああ。

YA：あなたは知りたい？

Al：ああ。

YA：そうですか。それで、どんな気持ちですか？

Al：悲しい（pp.127-128参照）

現在の世界に踏みとどまっている瞬間。

緊張、三つ組における 2 つめの防衛

　グループで不安が取り除かれた時、次に出てくる防衛は緊張である。緊張は、この実験的グループでも出現したが、それを解消するには、このグループのプロセスがまだ早すぎる段階にあった。グループは、分かれ道についてまだ学んでおらず、それゆえ、すべての防衛には、それが防衛している何かが存在する、ということをまだ知らない状態である。言い換えると、防衛の修正とサブグループ形成の、どちらもそれに必要な技法のレベルにまだ達していなかった、ということである。緊張に関する SCT の枠組みは、緊張は、感情体験を締め付ける拘束衣である、というものである。

　Josh が「肉体的に、僕は少し緊張している、それか、緊張しはじめている。」と話し、私は次のように言って、緊張を導入する機会にする。「緊張について考えるやり方の 1 つは、私たちの身体を、ある種しっかりと締め付けて、気持ちを持つことを自分で止めることです。」（p.73参照）

　SCT における緊張を解消するための技法は、メンバーに、緊張を外に流し

出して解放するのか、それとも緊張の中に身を置いて、そこで発見するものは何かを知ろうとするのか、を尋ねることである。緊張が、気持ちを締め付ける拘束衣として、いかにしばしば用いられているかは驚くべきことであり、人はそれを解消することで目標への道のりを進んでいく。この技法で解消されない場合には、添え木の技法 bracketing technique を用いるが、添え木の技法は、グループの中で、身体症状や抑うつが生じた場合にも、その解消に用いられる技法である。グループにいることの反応と関連している防衛（たとえば緊張とか、突然の頭痛など）と、その人の性格構造の一部であり、かなり習慣的に行われている防衛を区別しておくことは非常に重要である。性格の防衛は、グループが闘争－逃避の局面になって、「役割固定」の解消作業をグループで行うまでは取り扱わない。添え木の技法の「添え木」は、たとえば、メンバーが最初に頭痛に気が付いたとき、グループで起きていたことは何か、そして、頭痛がする前にグループで起きていたことは何か、である。「頭痛がない」から「頭痛がする」までの出来事を、細かく段階を刻んでみていくと、その人が受け入れがたいとみなした言動が浮かび上がってくる。それを認識すると、通常、症状は消えて無くなる（Agazarian 1997）。

探索者を作動する　Turning the researcher on
　私は Josh の緊張を、この時にグループでそれ以上取り扱わないで、不安の修正における最初のステップのみを導入している。[6]　そのかわり、私は Josh が彼自身について好奇心を発動するよう試みている。
　Josh は用心深くて、強力な知性化の防衛を使っている。Josh の中の一部分の協力が得られ、それは彼の感情的知性に彼がアクセスすることを最終的には可能にし、良き代替手段として防衛にとってかわった。「なぜ自分が緊張しているのか、好奇心はありますか？」私は彼に尋ねる。「ああ、もちろんあるよ。」と彼が答える。「そうですか。今現在、私たちにはわかりません。あなたは、それについてわからない、という感じがあるのですね。」「おそらく。」「それとも、何か他のものかもしれません。まずは、しばらく様子をみる必要がありそうですね。」(p.74参照)

SCT のグループを開始する、そして終えるための技法

　ちなみに、私たちがしっかりと心にとめておくべき SCT の 2 つの重要な技法がある。1 つは、グループを開始する時のもの、もう 1 つは終了する時のものである。開始する時の技法は、雑念のエクササイズと呼ばれ、グループの規範ができるとすぐに実行される。雑念のエクササイズは、人が、その時の心理的な時間の境界を越えるようにするもので、その人のエネルギーが、グループの、今、ここで、に向けられるようにする技法である。この技法は、グループが、サブグループのサポートを得られるようになるまで導入されず、また、境界における個人の作業が、それを作業するグループのメンバーのためだけでなく、グループのためにも作業している、と認識されるような状況になるまで導入されない。「驚きと学び」と呼ばれる終了時の技法は後で述べる（p.198 参照）。

雑念のエクササイズ　The distraction exercise
　SCT の他の多くの技法と同じように、雑念のエクササイズは、現実検討を行うための一連の質問から成っている。グループに対する最初の質問は、「あなたの心の作業のためのエネルギーを、グループの外に向けてしまう雑念がある人はいますか？」もし、ある、というメンバーがいたら、その人は、雑念を次のように話すよういわれる。「事実を最初に。次に気持ちを話してください。」
　雑念のエクササイズは、3 つの重要な力動を含んでいる。まず最初、このエクササイズは、事実の世界と気持ちの世界を識別するよう、メンバーに要求する。これはメンバーを、SCT の到達目標、すなわち知的に理解していることと、感覚的に理解していることを識別し、その 2 つの間の境界に透過性をもたせるスキルを身につけて、直感的な理解が言葉で統合できるように、またその逆もできるようにするための最初のステップである。これは本来的な識別であり、SCT のメンバーがそれを意識的に行って、「探索者」としての自分を築き始める最初の識別である。[7]

2つめ、もし気持ちを先にした場合には、それが思考によって生み出されてそこにあるのか、感情体験によって生み出されてそこにあるのかを知る方法はない。これは SCT の基本となる識別である。

　本章の中ですでに述べたとおり、SCT において、気持ち feeling と感情 emotion は同義語ではない。感情は、本質的に非言語的な*体験*である。感情は、非言語的な意志の動きを通じてやりとりされる。感情が言葉でやりとりできるようになるためには、その前に気持ちに変換されなければならない。たとえば雑念のエクササイズにおいて、ある人がそうとは気づかないで握り拳を作っていたら、リーダーは「あなたのその手は何でしょう？」と尋ねるだろう。それでもなお、その握り拳の意味がわからなければ（その人が推測するのはやめさせて）、リーダーは次のように言うだろう。「あなたの身体は、あなたがまだ気づいていない何かに気づいていますね！」対照的に、気持ちが感情の直接的な変換として提示されたなら、その人は、自身の体験を識別し、統合するプロセスに携わっていることになる。それは、ある時には自身の中の新しい感情の深みの発見であり、ある時には感情的な洞察が進行することであり、またある時には体験とぴったり一致する言葉の発見である。

　SCT では、感情の「意志」を防衛したり行動化するよりも、それを探求するために、サブグループ形成をかなり重要視しているが、それは感情を変換することが、それをコンテインする助けになる、と想定しているからである。感情による衝動が言葉に変換されることが、いかにそれをコンテインするのを助けるか、ということの良い例が、愛くるしいチンパンジー、Lucy の物語の中にある。彼女はくすぐられるのが大好きで、そうしてもらうために飼育係に突進していた。彼女が成長して大きくなると、熱烈に「くすぐり」を求める衝動は、彼女の飼育係にとって押しつぶされる脅威になった。飼育係が Lucy に「Lucy、何をして欲しい？」という合図を送るようにすると、Lucy はしばらく止まってから、「くすぐり」と合図を返すようになった。飼育係と Lucy は毎回コミュニケーションをとり、熱烈な衝動はよりコンテインされるようになって、飼育係が引き倒される危険は減少した。

　感情的な衝動を、コミュニケーション（認知や知的理解を含む）を通じて濾過することはこれと同じ力動であり、SCT のグループが、日常的によくあ

る衝動を、行動化するのではなく探求していくことを可能にする。そしてそのトレーニングは、雑念のエクササイズで始まる。[7]

　雑念のエクササイズの技法は、一連の（セラピストからの）質問と、（患者の）応答である。患者のためのグループの場合、自らの葛藤がうまく扱えるようになるには、少なくとも他者との対人的な結びつきがあることが、スキルを学ぶのと同じぐらい重要である。そのため質問を変更し、「雑念、あるいはニュース」にする。それは、彼らがその1週間の良かったこと、悪かったことを報告する機会になり、お互いの最新の状況を知り合っている状態を保つのである。

　基本的な質問は、たとえば次のようである。「あなたのエネルギーを、グループの外に向けてしまう雑念が、あなたにありますか？」もし答えが、あります、ならば、セラピストは概ね次のように言う。「その雑念の中の事実を、雑念に関する気持ちから切り離してもらえますか？」これはセラピストが患者に、特定の、簡潔な、何が、彼らに雑念を抱かせているのかを、明らかにするよう教える良い機会である。多くの患者は、彼らの意見と、事実と、気持ちの切り離しを行うと、非常にホッとする体験をする。

　「これらの事実をどんな風に感じますか？」これは、そこで述べられた出来事に対する直接の反応の中にある気持ちと、その出来事を解釈して枠付けすることから生み出された気持ちの違いを、セラピストが患者に教える機会となる。

　「事実はグループの外に置いておいて、グループの中に、あなたの気持ちを入れてみましょう。そのために、まずはそれぞれのメンバーと、黙ってアイコンタクトして、みんなとの関係性の中にあなたの気持ちを入れてもらえませんか？」これは、グループでの作業に貢献するようなペアーを作り出し、同調と、共鳴と、来たるべきサブグループ形成のための基礎となる作業である。またこれは、「雑念のある」メンバーにとっては、彼らの気持ちを関係性の中に入れる練習であり、「受け取る」メンバーにとっては、自分以外の誰かの気持ちを、自分の個人的な受け取り方で理解しないようにする練習である。これは、逃避から闘争の状態へと移行する局面で、誰かが欲求不満になっていたり怒っている時に、人が容易に抱いてしまう恐れを解消するために大いに役に立

つ、という計り知れない貢献をする。

驚き、学び、満足、不満足、発見
Surprises、learning、satisfactions、dissatisfactions and discoveries

　以下の逐語が示しているとおり、これは、グループの外に出るための大切な移行であり、メンバーが、自分たちの作業を振り返り、それを自らの到達目標と結びつけて、力の場における推進力や抑制力の観点から自分たちの満足や不満足を枠付けする、という機会である。驚きは、メンバーが予期していなかった「異なるもの」であり、それは体験を、新たなやり方で統合する機会をメンバーにもたらすものである。学びは、メンバーが獲得した認知的理解である。そして発見は、しばしば洞察という形で現れる直感的体験である。

　Bill と一緒に私は、がっかりしたことが、心の作業の次のステップの案内に成り得る、という考えを導入する。「がっかりしたことは、再びそんな風にがっかりしないために、あなたが何ができるのかを知るために役立ちます。それで、今日の午後、あなたがここでやった、ある１つのことについて考えられるか、ということなのですが、あなたの気持ちを、あなたがグループで表現するのを、妨げていることについてです。それがあなたのしたいことであるにもかかわらず——30分後に、あなたが変えることのできる、ある１つのことです。」（*Bill* は肩をすくめる。）「あなたが肩をすくめて、葛藤と本当の関わりを持とうとしないで、そして、ある１つのことを発見しようとしないのなら、ある１つのことというのは、あなたが今日の午後にここでやったことなのですが、もし30分後に、あなたがそれをやらないとしたら、あなたが気持ちを表現する良いチャンスになりますし、それは、あなたがしたいと思っていることですよね。」Bill が洞察を獲得したのは、この移行の時である。（pp.135-136 参照）

　　Bill：僕にはわから…
　　YA：あなたはわかりますよ、だから、そのままにしていてください——

　　　　　違うやり方であなたができる、ある1つの何をしますか、30分後の
　　　　　グループで？　あなたがやりたいと思っている、あなたの気持ちを
　　　　　表現する、より良いチャンスになるように。
　　Bill：わかった。ただ正直になること。
　　YA：そして、正直に何をしますか、30分後にグループで？　あなたがこ
　　　　　こではやらなかった。
　　Bill：僕の気持ちについて話してみる、僕が感じるのは…
　　YA：あなたが話している時に？
　　Bill：僕が話している時に。
　　YA：わかりました。
　　Bill：僕は感じてない──僕は自分の気持ちについて話している。
　　YA：（Rose に向かって）あなたは、あなたが今日ここでした、ある1つ
　　　　　のことがわかりますか？　あなたがそうしたいと思う方向へあなた
　　　　　を導いた、そしてもっとそうしたいと思うことです。
　　Rose：もっともっと集中する…たった今に集中すること。
　　Sam：それが肝心だ、次の1時間半がどうなろうとかまうものか（今、こ
　　　　　こで、を示すジェスチャー）。
　　YA：そのとおり、私たちが生きているのは、まさに今、なのですから、
　　　　　違いますか？（pp.136-139参照）

　物事にすべて成功することはできない。すなわち、到達目標に向けて定式化
したことが、すべて私の望む結果になるわけではない！　Al から、はっきり
しない返答がある。私が「まだ塀の上でどっちつかずの状態にいますか？　そ
れとも下に降りましたか？」と尋ねると、Al は「もっぱら上。」と返答する。
　Nan は次のように言う。「私は自分にがっかりしてるわ。」私が「そうです
か、それではそのがっかりしたことを、あなたの次のステップにできるかどう
か、確認しましょう。あなたがやらなかった、何をここでやりたかったので
しょう？」と返すと、Nan は「心を開くの、そうすれば自分の気持ちをあふ
れさせることができるわ。」と答える。
　Josh もまたがっかりしている。「ええと、僕は、あなたが僕たちを到達させ

ようとしている状態を垣間見たし、2、3人の人が自分はそこに到達したと言ったけど、僕はあなたの目的が何なのかはっきりわからない、でも、その価値はわかるし、それはあなたが言ったとおりだよ、だけど、今のところ、僕はどこにも行けてないんだ、そこは良さそうな場所なのに。」

YA：今日、あなたがしたことで、あなたがそこに行くのを妨げた何かに気づいたのですか？

Josh：言うのが難しいんだけど、僕はなんとかして、ある場所に行こうとしてるんだけど、それがどの方向なのか、わかってないというか、それで、説明とか、何かのやり方とか、他の色んなこととか、あらゆる方向を探ってみたけど、役立つものは何もみつからないんだ。

YA：そうですか。それで私にいえるのは、物事の説明をするのか、それとも体験をするのか、という分かれ道が、いつもあるのだということです。

Josh：それがわからないんだ、理解できない。

YA：ええ、あなたがそういうのもわかります。でも、もし機会があったら、その時にあなたが丁度いいと思ったら、説明するのを少し脇に置いて、そのかわり、自分が何を発見するかをまずみてみる、あなたが丁度いいと思った時に、それをやってみてはどうでしょう。あなたの体験を探求するのです、説明をするかわりに。そうすれば、それをどうやってやるか、多分、あなたが知る助けになりますよね？
（pp.142-143参照）

結論

　実験的グループは、真新しいグループであった。SCTの真新しいグループにとって最初の数セッションは、主に教育と学びの体験である。どのように考え、どのように話すかの新しいやり方が導入されるが、それはシステム・センタードのグループ体験と、従来の心理力動的なアプローチとを区別している違いである。システム・センタードのグループにおいて、メンバーは、無意識や

意識の体験のありのままを、解釈抜きに探求することを通じて発見することが求められる。システム・センタード・セラピーが機能するためには、すべてのリビング・ヒューマン・システムに共通している力動について、その説明と脱病理化が、セラピーの主要な力動的課題が取り扱われる前に導入されていることが必須である。このことは、グループメンバーの体験の中で、理論や手法を実体のあるものにするシステム・センタードの技法が実践されることを意味する。

　システム・センタードのすべての作業は、文脈の中で概観できる。システムの発達の異なる局面は、異なる文脈として提供され、それぞれの文脈は、その局面に適合した到達目標のセットをコンテインしている。すなわち、それぞれの文脈は、その局面に適合した防衛修正に必要な特定の条件を持っており、またそのそれぞれは、生き残り、発達し、変形する能力を高めるひとつながりの階層において、それ自体が1つのステップになっている。

　行動を形づくっていくこの作業は、変化に対するSCTの基本的な理解を実践に移す、グループの最初の数分から始まる。SCTの変化の仮説は、リビング・ヒューマン・システムの推進力は、生き残り、発達し、変形するという到達目標に向かって、自然に方向付けされる、ということを示唆している。SCTでは、変化の力動を、いわゆる力の場のような形で操作して理解している。力の場において、到達目標へと向かう推進力と、到達目標から離れる抑制力の行きつく先を考えれば、システムがその到達目標に向かう道のりの、その時どこに位置しているかを、どの時点にいても説明できる。

　体験について考えたり語ったりするかわりに、それを「生きる」ということは、SCTにおいてアクセスが行われる、理解に通じる2つの道筋をとり入れることである。それは*知的に理解していること*と*感覚的に理解していること*である。知的に理解していることは、現実についての人の想像的な概念化で生じる。言葉がまず最初にあって、理解はその次である。感覚的に理解していることは、現実に対する直感から生まれる。つまり、理解がまず最初にあって、言葉はその次である。一瞬にして直感的に理解したことを言葉にするまでに、時には数年を要する。知的に理解することと、現実をテストすることに基づいた体験世界との間にある境界に、透過性をもたせること、また、その人の到達目

標へと向かう道のりを示す認知の地図を作り、そこに横たわる問題を解決すること、そして、人が存在する以前の太古の昔からある、感覚的に理解している世界について知ることを通してのみ満足が得られるもの、すなわち好奇心を体験すること、それが、システム・センタード・セラピーの到達目標である。

　理論におけるこういった関心でいえば、力の場は、到達目標との2つの関係性を描きだしている。すなわち、システムの推進力は、自然な生きる力であり、抑制力は防衛の力である。推進力はエネルギーを意味し、抑制力はかたまりを意味する。推進力は変化の機能を供給し、抑制力はシステムを維持する機能を供給する。

Notes

注釈

1. 機能的サブグループ形成の手法は、システムが、生き残り、発達し、異なるものを認識して統合するというプロセスを通じ、単純なものからより複雑なものへと変形する、という想定を検証する。
2. Agazarian と Simon（Simon and Agazarian 1967; Simon and Agazarian 2000）は、行動のシステムを開発し、それを SAVI（Systems for Analyzing Verbal Interaction 言葉による交流を分析するためのシステム）と名づけた。これは、あらゆるコミュニケーション（グループもしくは個人）の、問題解決に対する潜在能力を、ノイズの言語と明瞭な言語のバランスを測定することによって評価するものである。
3. 理論的には、感情 emotion は感覚的に理解している情報を運ぶものであり、また感情的知性の源であると仮定され、気持ち feeling は知的理解であり、また人間がその人の認知の地図を作る時に利用する源の1つであると仮定される。心の地図を作成する認知的なスキルは、IQ（言語的知性）によって測定され、感情体験を保持して常識的な反応に変換する能力は、EQ（感情的知性）である（Goleman 1995）。
4. SCT では、セラピストのトレーニングにおいて、事態が荒れてきた時に、良いもの good と悪いもの bad の分離が生じるこの傾向について、それをどう扱うかに重きを置いている。たとえば、スーパーヴィジョンでは、セラピストが患者にイライラや不満を感じた時に、いかに診断を下す傾向があるかを強調する。つまり患者に「悪い患者」というラベルを張り、セラピスト自身は「良いもの」という立場を維持するのである。これには当然リバウンドの可能性があり、そうなる

とセラピストは、必要以上に「悪いもの」になる。スーパーヴィジョンではSCT のセラピストの認識が再枠付けされる。スーパーヴィジョンでの報告は、スーパーヴァイジーが患者の問題について何を考えたかではなく、スーパーヴァイジーの問題が何かを報告することで始まる。

5. 漕ぐ rowing という、ともに作業をする状況の時に用いるのは、主格の「私 I」であり、対格（目的格）の「あなたを you」ではない。
6. もしもこのグループに、その後、継続する可能性があったなら、私はこの最初のセッションでなされた作業のレベルを考えて、緊張を取り扱った可能性がある。そして、心身症的な症状や姿勢など、その時のグループに不適切な役割を強化するものは、次のセッションもしくは 3 回目のセッションで取り扱っただろう。
7. 探索者は、観察するシステムが実際に現れ出る形態を指し、異なるものを識別して統合する能力を発達させるものである。「探索者」は、グループの最初の局面において、メンバーの中で育成される。すなわち、一方においては、グループの中に現実検討を行う雰囲気を構築し、また一方においては、個人の中の抑制力を減少させて、今、ここで、の現実を検討するようにしていく。メンバーの中の「探索者」は、時間の境界をメンバーが越えることを可能にする。つまり、現在における悲観的な予測の現実を検討することにより、未来に対する恐れから境界を越える、あるいは、現在が過去といかに違うかを客観視することにより、過去を現在の中に持ち込んでしまうことから境界を越える、あるいは、他者が「考えている」とその人が考えていることを、実際にその他者が考えているかどうかをチェックすることにより、他者が何を考えているかに関して思い悩むことから境界を越える。

　メンバーは、防衛と、その人が防衛しているあらゆる衝動、葛藤、あるいは実際の体験との、分かれ道を発見することにより、いかにして不安を解消するかということへと最初に導かれる。「分かれ道」の技法は、防衛修正の階層の中で、次第に複雑になっていく防衛を解消するための、信頼性のある手法として用いられ、メンバーに、感覚的に理解していることと知的に理解していることの間の、有用で満足のいく関連性をもたらすのである。

第4章
システム・センタード・セラピーの実践の背景にある理論

　リビング・ヒューマン・システム理論は、エネルギーを組織化し、目標指向であり、システムを自動修正するという性質を持つ、同形のシステムの階層を定義する（Agazarian 1997、本章 p.206参照）。

システムについて考える

　私たちがシステムについて理論化を行う時に、心にとめておくべき1つの最も重要なことは、理論は一連のアイデアであり、頭の中にあるもので、物理的な現実としては存在しない、ということである。アイデアを楽しむような人にとって、理論を作り上げるということは、その人の心を引きつける活動であり、時には耐えられないほど欲求不満になり、また時には並外れた満足になる。同じくワクワクと興奮するのは、理論を開発する際に、それが新しいアイデアかどうかに好奇心を持つと、そのことが、現実の世界のまだ見知らぬ何かの発見へと私たちを導くことである。これは理論化することから、理論を実践に変換することへの移行である。

　私の大志はこれまでずっと、そして今もなお、十分に明瞭な理論の構成概念を定義して、構成概念から作り出された手法との明確な結びつきを、構成概念から引き出せるようにすること、そして、技法によってこれらの手法を実践に適用していくことである。システム・センタード・セラピーは、リビング・ヒューマン・システム理論から作り出された（Agazarian 1997）。もし、システム・センタード・セラピーが、実際に、トリートメントのための青写真とし

リビング・ヒューマン・システム理論と、そのシステム・センタードにおける実践
Yvonne M. Agazarian

リビング・ヒューマン・システム理論は、エネルギーを組織化し、目標指向であり、システムを自動修正するという性質を持つ、同形のシステムの階層を定義する。

理論的定義

階層	同形性		
すべてのシステムは、そのシステムより上位のシステムの環境の中に存在し、それより下位のシステムの環境として存在している。	それぞれのシステムは、構造と機能が似ており、それぞれが異なる文脈に存在しているという点で異なっている。構造がもたらす力動と、機能と、エネルギーは、相互依存の関係にある。		
システム・センタードの階層	**構造**	**エネルギー**	**機能**
システム・センタードの階層は、メンバーのシステム、サブグループのシステム、全体としてのグループのシステムによって定義される。	システム・センタードの構造は、空間、時間、現実において境界を定義し、境界は、情報を透過する潜在力を持っている。	システム・センタードのエネルギー/情報は、システムの目標にアプローチするベクトルと、目標を回避するベクトルの、力の場として定義される。	システム・センタードのシステムは、情報の識別と統合によって、生き残り、発達し、変形するために機能する。

システム・センタードの手法

文脈認識：システム・センタードの階層を形成する。	**境界調整**：エネルギー/情報の組織化	**方向付け**：エネルギー/情報の方向付け	**サブグループ形成**：エネルギー/情報を結び付ける
個人のシステム：生来のパーソナリティー。**観察の自己システム**：情報の識別と統合。**メンバーのシステム**：エネルギーをサブグループに向ける。**サブグループのシステム**：情報をコンテインして探求する。**全体としてのグループのシステム**：情報を統合する。	生き残り：システムの内側、あるいはシステムどうしのコミュニケーションに含まれるノイズを減らすことで、システムの境界の透過性を管理する（システムの階層において）。	発達：情報を、生き残り、発達し、変形するという、本来的な一次目標の方向に、また/あるいは、環境が果すべき作業課題という、二次目標の方向に向ける。	変形：システムの3つのレベルすべてにおいて、異なるもの（似ているものの中にある）と、似ているもの（異なるものの中にある）をコンテインして、識別と統合を行う。

システム・センタードの技法

| SCTのグループを顕在化させるには、境界調整、サブグループ形成、方向付けを使って、それぞれのシステムの発達に適合した介入を行い、観察の自己システムを発達させて、メンバー、サブグループ、全体としてのグループの中での役割を築いていくことが求められる。 | SCTの「防衛修正の階層」の適用は、効果的なコミュニケーションに対して働いている抑制力を弱め、システムの到達目標に向かって推進力を解き放つ。 | 「分かれ道」の技法は、防衛で縛り付けられたエネルギーを解放し、防衛されている葛藤、もしくは衝動を、探求する方向へとエネルギーを向けかえる。 | SCTの葛藤解決技法である「機能的サブグループ形成」は、異なるものをステレオタイプなやり方で扱ったり、スケープゴートにするかわりに、コンテインし、探求し、統合する。 |

図4.1　リビング・ヒューマン・システム理論 (TLHS) と、そのシステム・センタード (SCT) における実践。リビング・ヒューマン・システム理論は、エネルギーを組織化し、目標指向であり、システムを自動修正するという性質を持つ、同形のシステムの階層を定義する。

て、すなわち、患者が治療プロセスのどこにいるかということを、防衛修正の階層のどこに患者がいるかをアセスメントすることで、信頼性を持って予測できるものとして提供されるなら、また、もし防衛修正の一連の手続きが、それぞれの防衛修正の中で予測されている症状の軽減と、信頼性を持って相互に関連しているならば、リビング・ヒューマン・システム理論は妥当性があるということになり、それに基づく手法の信頼性も立証される。この課題を果たすために私が引き続き抱いている大志は、SCTのそれぞれの介入が検証可能な仮説として提供されて、そうすることでセラピストは、治療的なシステムがどのくらいの信頼性でもって治療的な目標に向かう道のりを進んでいるかという、すみやかなフィードバックが得られる、ということである。この目的を達成するために、本章は、理論説明の文言と、理論の構成概念、それらの構成概念と手法およびシステム・センタードの実践技法とのつながりを、内容として含んでいる。

リビング・ヒューマン・システム理論
A theory of living human systems

　Von Bertalanffy（1969）は、すべてのリビング・システムは、本来、開かれたシステムであると明言している。システムは、継続的な流入と流出によってそれ自体を維持している。何も入ってこず、何も出ていかない場合には、システムは閉じている。物質とエネルギーの絶え間ないやりとりが存在している場合には、システムは開いている。実際、細胞におけるエネルギーと物質の、この変換のプロセスこそが生命の本質である。Von Bertalanffyの一般システム理論の概念に含まれる、同形性、階層、境界の透過性、エネルギー、到達目標、変形といったものはすべて、私がリビング・ヒューマン・システム理論を作り上げる際に用いた構成概念である。

　リビング・ヒューマン・システム理論を作り上げるにあたり、私は1つの概念を他の概念と関連づけて構成概念のセットを定義する、という形で理論化の作業をしてきたが、その中で最も重要なことは、定義のセットが、システム・センタード・セラピーの、現実世界での実践を生み出したということである。

このプロセスにはいくつかのステップがあった。まず最初は文言の定式化で、「リビング・ヒューマン・システム理論は、エネルギーを組織化し、目標指向であり、システムを自動修正するという性質を持つ、同形のシステムの階層を定義する。」とした。次は、この文言を構成している、それぞれの言葉の定義を見いだす必要があった。これはまだ理論の世界であり、私は幸せな気持ちで作業に夢中になった。次は、それらのアイデアの世界と、実践という現実の世界に橋を架ける挑戦であった。それぞれの理論的定義は、現実に適用できるように再度の定式化が必要であった。別の言い方をすれば、仮説の記述と検証ができるような、操作的定義がそれぞれに必要だったのである。リビング・ヒューマン・システム理論のために私が定式化した操作的定義は、文脈認識、境界調整、サブグループ形成、方向付け、という手法になり、それらはシステム・センタードのグループに、実体をもたらす手法であった。最後のステップは、理論の妥当性とそれを実践した時の信頼性を検証することであった。理論は現実の中で長い時間をかけて検証が行われ、また、手法を信頼性のあるやり方で実践に適用することで、技法が開発されてゆき、そうしてSCTのセラピストは、SCTのグループが予測した方向へと変化したかどうかを検証できるようになった。

　リビング・ヒューマン・システム理論は、エネルギーを組織化し、目標指向であり、システムを自動修正するという性質を持つ、同形のシステムの階層を定義する（Agazarian 1997）。構造上、階層の中にあるそれぞれのシステムは、その境界によって定義される。そして機能上、異なるものを切り離し、コンテインし、統合することを通じて、システムは生き残り、発達し、変形する。境界調整、サブグループ形成、方向付け、文脈認識、これらはシステム・センタードのグループを作り上げていく手法として導入される。システム・センタードのグループとは、人がセルフ・センタードではなく、システム・センタードになることを学ぶグループである。

階層の定義

　最初に定義された理論上の構成概念は、階層である。定義されたシステムの

階層の中にあるすべてのシステムは、そのシステムより上位にあるシステムの環境の中に存在し、同時に、そのシステムより下位のシステムの環境になっている。すべてのリビング・ヒューマン・システムに対して定義されている階層は、メンバーのシステム、サブのシステム、そして全体としてのシステムである。

　システムの言語を用いることで、私が30年にわたって格闘してきた問題が解決した。すなわち、グループについて、メンバー個人の心理的な力動を考えることなく、またグループの力動を考えることなく、いかにして考えるか、ということである。システム理論は、個人とグループをシステムとして考える１組の共通概念を提供した。階層の定義によって、私は、個人とグループの力動を表すのに、共通の言葉を使えるようになった（Agazarian 1993）。

　その問題を解くための初期の試みの中で、私は個人とグループを橋渡しするものとして「役割 role」を仮定した（Agazarian 1982; Agazarian and Peters 1981）。個人はグループの中で、それぞれ特徴的な役割をとるが、グループにも IP（アイデンティファイド・ペイシェント）やスケープゴートなどの、グループの中に現れてくる特徴的な役割がある。これらの役割を自発的にとろうとする人がグループの中にたくさんいる中で、ごくわずかの人だけが選ばれるのは、グループのパワーによるものである。

　階層というシステムの定義があれば、橋渡しの構成概念はもはや必要ない。全体としての個人は、個人の中でサブグループのメンバーシップを形成し、グループの中にあるそれとよく似たサブグループに結びつく。階層を定義したことによる、もう１つの重要な結果は、抽象概念のさらなるレベルの追加である。SCT は「サブグループ」のアイデアをグループサイコセラピーに導入したが、それは、メンバーおよびグループというアイデアと同じくらい重要なアイデアである。私たちは具体的なアイデアに慣れている。そのため、グループのシステムがグループそれ自体のことではなく、メンバーのシステムやサブグループのシステムもそれ自体のことではない、ということを心にとめておくのはしばしば難しい。これらは頭の中のアイデアとして存在するものであり、実際のメンバーやサブグループやグループとともに、もしこれらのアイデアがなければ実践することができない何かを、現実世界の中でやることができなけれ

ば、想像の産物として通り過ぎてしまう以上の何ものでもない。3つのレベルの抽象概念の導入は、非常に意義があった。そのことは、葛藤解決の技法として、機能的サブグループ形成を発展させることにつながった。中でも最も重要なことは、それが考え方の方法を提供し、またそれを行うことで、システム・センタードのグループに実体をもたらしたということである。

文脈認識の手法

　システム・センタード・セラピーでは、観察をする個人のシステムを発達させたり、メンバー、サブグループ、全体としてのグループの中で、役割の機能を発達させる手法、すなわち、文脈認識と呼んでいる手法によって、階層が操作できるようになる。

　文脈認識の手法が持つ重要性は、システム・センタード、という枠組みを作り上げることであり、メンバーがその枠組みを理解すると、理解する前にはできなかったことができるようになる。そして彼らは、物事を個人的に捉えてしまうのと、物事をおかれた文脈の中で捉えるのとは、考え方の筋道が違うことを認識できるのである。[1]

　メンバー、サブグループ、全体としてのグループという概念を作り上げていくことは、概念の地図を描くようなものである。一旦、それが地図として存在すれば、その地図にアクセスして使いたいと思う人は、その地図を行動の予測材料として使うことができる。文脈を認識している地図の有利な点は、システム・センタードのグループのメンバーは、それぞれが違う発達の段階にいて、自らの地図を描いたり使うことになるのだが、しかしすべてのメンバーの地図が同じになる、ということである。

　技法の章（第3章）では、誤りで構成されている地図の代償について、また、探索者になることを学んで認知の歪みやその他の防衛を解消するという、SCTの技法について論じている。文脈認識というのは、誤りの構成を解消するものでも、探索者になることに関するものでもない。それはグループにいる人たちの思考の中に、心的な構造を作り上げていくことに関するものである。すなわち、メンバー、サブグループ、全体としてのグループの構造である。

物事をこれらの異なる文脈から理解することを学ぶと、メンバーは、自分たちのコミュニケーションが、自分たちにとって、また、自分が属しているサブグループにとってだけでなく、全体としてのグループにとっても意味がある、ということが認識できるようになる。彼らがそれを理解すると、文脈が変わると自分たちの体験も変わる、ということを発見する。それゆえ、メンバーは自分自身の声を、自身の個人システムの声として、また他の3つのシステム（メンバー、サブグループ、全体としてのグループ）の声として聞くことを学ぶ。そしてメンバーは、自らの体験の文脈を理解することを通じて、物事を「ただ」個人的に捉えない、ということを学んでいく。

　文脈認識の手法は、境界調整、サブグループ形成、方向付けなどのように、直感的にわかる手法ではない。それは、学ばなければならない考え方の方法であり、その学びは発達のプロセスの一部として行われていく。たとえば、学びの最初のステップは、セルフ・センタードでいることとシステム・センタードでいることの違いがわかることである。セルフ・センタードでいる場合、個人が唯一の文脈である。SCTではこれを、バリア体験と呼ぶが（Agazarian 1997）、それは、その人の認知を追認する情報にのみ、境界が透過性を持つからである。システム・センタードでいる場合、個人は、その人個人の文脈と、自身をとりまく環境の文脈の、両方に気が付いている。文脈認識において、この「環境」は、具体的にはメンバーの、サブグループの、全体としてのグループの、システムを指している。

　このプロセスの最初のステップは、SCTが観察の自己システムと呼んでいるものを発達させることで、その機能は、現実に関する情報を識別して統合することである。[2] SCTでは、メンバーの注意を、思考と感情の違いに引き付けることにより、すみやか、かつシンプルに、これが行われる。毎回のグループセッションで、グループの外側から内側に、境界を越えてまず入るために行われる雑念のエクササイズは、最初の形式的な学習ステップである。形式ばらないトレーニングは、体験の探求と、体験の説明という分かれ道を認識するよう、継続してプレッシャーがかかることである。分かれ道の2番目のステップは、何に対して防衛しているのかを発見することで、これは、未知の体験や、感覚的に理解しているが言葉にならない体験へとその人を導いていく。

SCTの主要な目標は、感覚的に理解していることと、知的に理解していることの間にある境界が、適度な透過性を持つようにすることである。

観察する自己システムを発達させるプロセスで、メンバーは、その人個人の中にある様々なサブグループとメンバーシップを形成している全体としての個人（機能的なセルフ・センタードのシステム）としてだけではなく、全体としてのグループおよびそのサブグループのメンバーとして、体験する能力を獲得する。文脈認識には、文脈の中でとる適切な役割は何か、という中での自己認識を発達させることを含んでいる。また、そうやって理解する文脈の数だけ、たくさんの感情の意味を持つ。

同形性の定義

同形性の理論的定義は、システムは構造と機能が似ており、それぞれが異なる文脈に存在している、という点で異なっている、というものである。メンバー、サブグループ、全体としてのグループのシステムは、構造と機能、それを動かす力動の原則が似ている。

同形性というシステムの定義は、重要な機能的差異をもたらす。それはアリストテレス Aristotle が言ったように、どんなものも、人がそれと言及して、それである、すなわち、椅子を椅子といえば、椅子である、と考えるのか、それとも、コージブスキー Korzybski が言ったように、どんなものも、人がそれと言及する、それを上回るものである、すなわち、椅子を椅子といえば、テーブルであり、踏み台であり、本棚であり、洋服かけである、と考えるのか、という違いである（Agazarian 1992; Korzybski 1948）。

機能の考え方は、全体としてのグループは「実際は」単純に個人を集めたものである、なのか、それとも「実際は」何かかなり違うものである、なのか、という問題を効果的に処理する。もちろん常に両方である。それが「何か」というのは、いつでも、それが言及される目的が何かに依存している。すなわち、「考える人」が「考える」のに、どの視点が有用か、ということである。

「個人」「サブグループ」「グループ」を、階層をなして相互に関連する3つのシステムとして考えるには、さらなる考え方の領域が必要だが、しかしそれ

は、現存する心理力動的な知見と矛盾しない。実際、SCTは理論を実践に適用する際に、心理力動的な考え方を多いに援用している。しかしシステムの視点は、個人とグループの、両方の力動をみるやり方を追加しており、それによって、グループと個人の力動を組み合わせた理解を、グループサイコセラピーの実践に適用できるようにしている。システムの考え方がもたらすさらなる様相は、相補性である。

相補性は、システムの考え方の基本的な方向性である（Agazarian and Janoff 1993）。陰／陽のごとく、それは常に分かれているが、しかし常に関連している原理を示している。SCTでは、二分することが有用な時にのみ、どちらも／どちらか、という観点で、力動について考える。

階層をなすシステムは同形性を持つゆえに、どのレベルの体験について学んでも、それを、違うどのレベルにも適用できる。それゆえ、3つの様相のどこにいても、それ以上のことをグループの世界について学ぶことが可能なだけでなく、その人自身についてもまた、学ぶことができるのである。（学ぶ気にさせる大いなるきっかけは、物事を「ただ」個人的に捉えないことである。）

構造と機能[3]

構造と機能は、階層をなすシステムの同形性を定義する構成概念である。[4] 構造は、空間と時間におけるシステムの境界によって決定される。境界の透過性は、何の情報がシステムに入ってきて、あるいは出ていくかを決定する。機能は、情報がどのようなプロセスをたどるかを決定する。また機能は、システムが操作する、その法則によって決定される。

システムは、階層をなしているそれぞれのシステムの間の、また各システムの内部のコミュニケーションに対し、境界を、適切な透過性をもつものにすることで発達する。システムは、統合するのに十分なだけ似ている情報に対して境界を開き、あまりにも異なっている情報に対しては、境界を閉じる。

システムは、あまりにも異なっている異なるものに対し、境界を閉じる。システムは、異なるものに対して困難を抱えている。異なるものは、システムに新しい情報をもたらすが、システムがそれを統合できるようになるためには、

新しい情報は組織化され、すでにある組織体は、再組織化されることが必要である。

　異なるものの組織化には2つの方法がある。異なるものが、あまりにも異なってはいない場合、システムは、大きすぎる困難なしにそれを統合する作業ができ、また同時に、システムは、それほど苦労することなく、単純なものからより複雑なものへと変化することができる。異なるものが、あまりにも異なっている場合、システムは境界を閉じて、異なるものを外に置いたままにしておくか、もしくは中に入れるかするが、しかし中に入れた場合でも、異なるものを、それ以外のシステムから切り離した状態を維持し、その異なるものが、システムを動揺させないようにする。時にシステムは、異なるものを切り離した状態を維持するが、そうなると、異なるものを統合して発達していくどんな発達の可能性も永遠に失われる。システムが、大いなる複雑さを発達させると、その時には、異なるものは取り込まれ、統合される。

　システムは、異なるものを統合することにより、変化し変形する。システムとそれを取り巻く環境との間の、馴染みのない情報のギブ・アンド・テイクは、システムとその環境の双方に、変化する能力を発達させることを要求する。短い期間でみれば、異なるものは、システムの内側での、またシステムとそれを取り巻く環境の間の、悪い関係性を生み出すといえるが、しかし長い期間でみれば、異なるものの統合は、システムの変化と変形に、貢献するものといえる。

　変形のプロセスは、似ているものと異なるもの、すなわち、一見したところ似ているものの中にある異なるものと、一見したところ異なるものの中にある似ているものの、双方に対するシステムの認識と統合に依存している。新しい情報の組織化と統合は、リビング・ヒューマン・システムが、その構造と機能において、単純なものから、さらにいっそう複雑なものに変形していくことをリードする。[5]

構造の定義

　構造の定義は、すべてのシステムは、空間、時間、現実、役割における境界

によって定義される、というものである。空間と時間における境界は、階層をなすすべてのシステムに共通する構造の要素である。グループの境界の状態は、グループがその内部にコンテインするエネルギーを決定する。エネルギーは、グループがその目標に到達するための、心の作業をするのに必要なものである。

　境界は、現実の時間と空間の、また心理的な時間と空間の、両方において存在している。目に見える物理的な空間は、システムの内側と外側の境界を指し示す。時計が示す境界は、過去、現在、未来を区別する。心理的な空間と時間は、頭の中で空間と時間を旅するようなものである。空想の中で、現在から過去もしくは未来へと旅すること、また、今、ここで、のグループに気が付いていることから、今、ここで、のグループに関する空想へと、旅することが可能である。

　境界には透過性がある。ある1つのシステムと他のすべてのシステムが、階層をなす中でコミュニケーションするには、境界を越える必要がある。このことは、階層が、個人のシステムの中にあっても、グループの中にあっても、それぞれのシステムどうしの階層であっても同様である。序文にある金魚がこの良いたとえである。つまり金魚という単語は、1匹の金魚、金魚のサブグループ、金魚の群れ、のどれも示すことができ、それは抽象化のレベルによってかわる。[6]

　何が、そのシステムの内部の、そして各システムどうしのコミュニケーションを支配しているかというと、それは境界の透過性であり、境界の透過性に影響を及ぼしているのは、コミュニケーションの中のノイズである。システムは、騒々しいコミュニケーションに対しては境界を閉ざし、明快なコミュニケーションに対しては境界を開く。ShannonとWeaver（1964）は、彼らの情報理論を作り上げていく中で、メッセージの中の曖昧さ、矛盾、冗長さが、コミュニケーションの伝達路の中でノイズのように作用すること、またそれらは、コミュニケーションの中にコンテインされた情報が通過するのを、より少なくしてしまうことを発見した。[7]

　コミュニケーションにおいて、解決されなければならない2種類の問題が出現した。その1つめは、システムの中に不必要なノイズを入れないで、ど

のようにコミュニケーションするかという問題、2つめは、グループが解決すべき問題を解決するために、*何*とコミュニケーションするかという問題である。どのようにコミュニケーションするかという問題を解決する方が、明らかに、より基本的な問題であり、というのもこれが、コミュニケーションされていることの、何を聞き取って何を聞き取らないか、ということに影響するからである（Agazarian 1989b）。

　境界の透過性の課題に直面したわけだが、この課題は、コミュニケーションにおけるノイズを、それがグループに入ったあとだけでなく、入る*前*にも、いかにしてきれいに片づけるかということである。言い換えれば、*境界*において、コミュニケーションの性質に何らかの影響を加えるということである（Agazarian 1992）。

　これは挑戦的な課題であった。SAVI 理論のもう 1 つの重要な構成要素は、Lewin の力の場（Lewin 1951）における推進力と抑制力であり、それは SAVI の地図のカテゴリーにある、アプローチと回避と同じ意味で私が理解しているものである。そして、Lewin の推進力と抑制力のアイデアを、Shannon と Weaver（1964）のノイズの定義と合体させると、それはシステムの境界において、またシステムの内側のコミュニケーションのパターンにおいて、その両方の曖昧さや冗長さや矛盾を弱めていく、シンプルな理論的要素になった。

境界調整の手法

　境界において抑制力を減らしていくために、私が開発した手法は「防衛修正の階層」である。私がグループの中で防衛修正について試していた時に、グループのそれぞれの発達局面に典型的な、特定のコミュニケーションのパターンが存在していることを私はまさに発見し、また、それぞれの局面を特徴づける、特定の防衛のクラスターが存在していることも発見した。それゆえ、防衛修正の*階層*なのである。私はそれぞれの局面および下位局面に、一般的だと思われる防衛を修正する試みを続けていたが、そこで明らかになってきたことは、まさしくこれらの防衛が、ある局面から次の局面へと発達していく時の抑制力にもなっているということである。そして、防衛的な抑制力を弱めること

で、本来備わっている推進力が解き放たれて、システムは、リビング・ヒューマン・システム理論が定義しているように、生き残り、発達し、単純なものから複雑なものへと変形するという、システムの到達目標へと向かったのである。

　言い換えるなら、境界調整の手法を通じ、システムは、その到達目標と関連して*機能*するような状態になったということである。私はすでに、コミュニケーションの中のノイズを、システムの境界において阻止する技法（雑念のエクササイズ）を開発していた。それゆえ、次の挑戦は、境界の内側のノイズを取り扱うことだった。どのようにコミュニケーションするかを学ぶということは、ノイズが始まるまえに、その可能性を弱めることによってノイズを減らすだけでなく、コミュニケーションのプロセスに本来備わっているノイズもまた減らすことである。

　たとえば、理論の説明をしようと試みる人はみんな、自分がコミュニケーションしている人が自分の言っていることを理解し始める前に、様々な試みに多くの時間を費やすことを知っている。確かにそうで、それは何か難しいことをやりとりしようとする時だけでなく、あらゆるコミュニケーションがそうである。メッセージが受け取られ、耳を傾けられ、理解されるには、一連のプロセスが必要である。それには、その人がすでに考えていることと、一見して似ているものの中に、異なるものが含まれていることを、また、一見して異なるものの中に、似ているものが含まれていることを、識別する能力が使われる。一旦、それらの違いが識別されると、コミュニケーションが、あたかも無かったかのような状態に滑り落ちない限り、メッセージは統合されるはずである。コミュニケーションは構造と機能の架け橋である。[8]

　境界は、時間、空間、役割において存在している。役割はシステムであり、それゆえエネルギーをコンテインしており、その構造と機能は、個々のシステムが持つ役割すべてにおいて似通っている。それぞれのシステムの役割は、それより上位のシステムの文脈の中で、下位システムとして存在し（たとえば、SCTのメンバーとしての役割）、システムの役割のエネルギーは、システムの到達目標に近づく方向と、離れる方向の、どちらにも向けられる。文脈が変わると、到達目標も変わる。それゆえ文脈が変化すれば、役割の機能も変化す

る。

　グループは、あらかじめ想像のつく、役割関係のセットを維持することで生き残り、新しい関係性の潜在力を発展させることで変化し、変化の潜在力を統合することで変形する。ステレオタイプの役割はグループを固定させ、機能的な役割はグループを発達させる。

　すべてのグループは、役割の特定の布置で構成されており、その布置は、グループが、グループの発達の局面とその下位局面を、移動していくのにともなって変化する。それぞれの局面におけるグループの力動は、その局面に特有な役割をとるよう、グループのメンバーを刺激する。たとえば逃避の局面は、IP（アイデンティファイド・ペイシェント）の役割を自発的にとるメンバーを引き出すし、闘争の局面は、スケープゴートの役割を自発的にとるメンバーを引き出す。とはいえ、たくさんのメンバーが、役割を自発的にとる候補者としているにもかかわらず、選ばれるのは少数である。そしてメンバーが、その人にしみついている古い役割をグループの中でも繰り返すのか、それとも、その人がとる役割とグループの、新しいセットを作り上げていこうとするのか、それを決定するのがグループの力動である。そしてこれがグループのパワーである。

　同じ役割が、ある発達の文脈では推進力として、別の文脈では抑制力として登場しうる。たとえば、逃避の局面における従順な役割は、従順なグループの中での方が、グループの規範の構築がやりやすい、という意味で推進力である。しかしながら闘争の局面では、グループにとって挑戦という規範が重要であるために、従順な役割は抑制力になる。

　SCTには、役割の布置を、意図的に「凍らせる、と、溶かす」というのがある。ある局面から別の局面へと、境界を越えるには、それまでの局面を安定させていた役割の布置を、新しい局面を安定させる布置へと変更させることが必要である。役割は、グループの力動をコンテインしている。これらの力動を行動化することは、グループの発達にとって抑制力となるが、役割の力動を行動化しようとする衝動を探求することは、メンバー、サブグループ、全体としてのグループの、発達の推進力になる。

　理論的にいえば、役割は、リビング・ヒューマン・システムのすべての特徴

をそなえている。すなわち、役割は明らかな境界を持っている（役割を定義している言動の、予測可能なパターン）。たとえばIP（アイデンティファイド・ペイシェント）の役割システムの境界は、スケープゴートの役割システムの境界とは異なっている。そして、それぞれのセットは、グループからのいくつかのコミュニケーションに対して透過性をもつが、それとは別のコミュニケーションに対しては透過性を持たない。役割の境界は、グループのシステムから、役割のシステムを分離する。それゆえ、グループの境界は、いくつかの役割のコミュニケーションに対しては透過性を持つが、それとは別の役割のコミュニケーションに対しては、透過性を持たない。役割は、それと特定できる機能を持ち（役割システムに認識され、その中に統合される情報の種類に、特徴的なパターンがある）、潜在している階層の中に収まっている（不適応的な役割は、人より優位に立つ、もしくは下手に出る、という役割関係のネットワークの中に収まっており、適応的な役割はグループの作業が必要とするものと関連して、浮かび上がってはまた沈んでいく情報源に基づいて、変化する階層の中に収まっている）。

　私がリビング・ヒューマン・システムの理論を作り出すまでは、役割を、グループの力動と個人の力動の、架け橋の概念として私は使っていた（Agazarian and Peters 1981）。今は、共通する到達目標を持つシステムの、相互に作用するサブシステムとして、私は役割を概念化している。それゆえ、すべての役割システムは同形であり（構造と機能の点で似ている）、また、役割システムが持つ発達の可能性は、そのおかれた文脈によって異なっている（Agazarian 1989a and 1989b）。

機能の定義

　機能の定義は、システムは、異なるもの、すなわち、一見したところ似ているものの中にある異なるものと、一見したところ異なるものの中にある似ているものを識別し、統合するプロセスを通じて、生き残り、発達し、単純なものから複雑なものへと変形する、というものである。（Agazarian 1996b）。
　それぞれのシステムが機能するそのやり方は、階層に存在する他のすべての

システムと、次の点で似ている。すなわち、それぞれのシステムは、そのシステムの中で、あるいは階層をなす他のシステムとのあいだで情報をやりとりするために、境界の適切な透過性をうまく管理して、そうすることによって、システムは生き残り、発達し、単純なものから複雑なものへと変形する。境界は、統合するのに十分なだけ似ている情報に対しては開かれるが、あまりにも異なる情報に対しては閉じられる。また異なるものを識別し、統合する、力動的な原理を通じてシステムは変形する。[9]

　システムが、その最初の基本的な目標と、次の二次的な目標に関して持っている潜在的な可能性は[10]、似ているものと異なるもの、すなわち、一見したところ似ているものの中にある異なるものと、一見したところ異なるものの中にある似ているものの両方を、認識して統合するシステムの能力に依存している。生き残り、発達し、変形するというのは、すべてのリビング・ヒューマン・システムに本来備わっている、最初の基本的な目標である。リビング・ヒューマン・システムは、システムの中で、あるいはシステムの外側との間で、境界を越えて情報をやりとりしながら、それらの情報をコンテインし、識別し、統合することにより、生き残り、発達し、変形するという、システムの最初の基本的な目標と関連を持つことで、自らを維持している。環境を統制することは、すべてのリビング・ヒューマン・システムに一般的な、二次的な目標であるが、それがシステムの最初の基本的な目標と、一致することもありうるし、そうでないこともありうる。

　操作的には、SCTのグループにおいて、異なるものは、機能的サブグループ形成の手法によってうまく取り扱われる。

　システムの機能的定義、すなわち、システムは、異なるものを識別して統合することを通じて、生き残り、発達し、変形する、ということを、実践に適用しようとするには、大きな障害物が存在している。これは概念的にはすばらしいことだが、しかし、現実世界では、人というものは、異なるものが嫌いである。

　グループにおいて、多くの言動は、異なるものへの嫌悪を、なんとかうまく取り扱おうとするもののようにみえる。[11] 礼儀正しい、社交的な言動で、それらの表面をおおって取り繕ったり、漠然とした、曖昧な、冗長なコミュニケー

ションで、煙に巻いた後ろにそれらを隠したり、「そうです、でも…」のコミュニケーションで、同意していないことを隠して矛盾を持ち込んだり、である。力動的には、グループの中の異なるものは、IP（アイデンティファイド・ペイシェント）、もしくはスケープゴートを選び出す、という形で制度化されている。これらのことはすべて、グループでの私の作業について考えることを通じ、すでに私が知っていることだった。大きな挑戦は、グループが機能するそのやり方に、どうやって影響を与えるか、そしてグループが、異なるものをスケープゴートにするのではなく、統合できるようにするかであった。

　その答えは、階層の定義が含んでいる意味の1つからもたらされた。定義は示す。「すべてのシステムは、それより上位のシステムの環境の中に存在し、それより下位のシステムの環境になっている。」すでに私が気が付いていたことは、メンバー、サブグループ、全体としてのグループ、として定義された階層があるということは、サブグループがグループという環境の中に存在し、同時にそのメンバーの環境にもなっている、ということが自明である、ということだった。これは、私のグループに対する理解を革命的に変えた。そしてそれは、グループおよびメンバー個人についてすでに定義していたことに、サブグループの次元を顕著な力動のプロセスとして付け加えただけでなく、サブグループがその境界を、メンバーと全体としてのグループの、両者と共有している支柱のシステムである、ということも明らかにしたのである。それが含んでいる意味は、おそらく、変化に影響を及ぼすために活用する、最も効果的な場所はサブグループだ、ということであり、メンバー個人でもなく、全体としてのグループそれ自体でもないということである。

機能的サブグループ形成の手法

　機能的サブグループ形成は、異なるものをステレオタイプなやり方で扱ったり、スケープゴートにするかわりに、識別し統合する手法である。機能的サブグループは、異なるものに基づいて分かれるのではなく、似ているものに基づいて一緒に集まっていく。一見したところ似ているものの中にある異なるものについて、それぞれのサブグループの中で探求し、また一見したところ異な

ものの中にある似ているものについて、それぞれのサブグループどうしで探求することで、異なるものは、全体としてのグループのシステムにコンテインされて統合される。

　機能的サブグループ形成は、SCTが、リビング・ヒューマン・システムが生き残り、発達し、変形する、という説明のために使っている力動を、実践に適用したものである。すなわち、異なるものをステレオタイプなやり方で扱ったり、スケープゴートにするかわりに、識別し統合できるということである。サブグループ形成では、その人自身、あるいは他者の中にある異なるものを、ステレオタイプなやり方で扱ったり、拒絶したり、スケープゴートにするのではなく、異なるものにまつわる葛藤を、それぞれの個人から取り除いて、グループの中でコンテインする。それぞれのサブグループの中で、メンバーどうしの似ているところを探求していくと、その中に異なるものが存在していることが明らかになり、そして受け入れられる。全体としてのグループにおいて、それぞれのサブグループが、そのグループの中で、一見したところ似ているものの中に、異なるものがあることに気が付くと、一見したところは異なっている他のサブグループの中に、似ているものがあることに気づきはじめ、そして全体としてのグループで統合が起きる。

　サブグループ形成は、グループにおいて常に存在し、グループの安定を保つための重要な機能を果たしていることは明らかである。そのことは、潜在的なステレオタイプのサブグループ形成と、潜在的な機能的サブグループ形成（メンバーが、グループの力動にとって重要なテーマ、あるいはグループの作業課題に関して、自然に結びついた時）の両方についていえる（Agazarian 1987、1989a）。機能的サブグループ形成の手法は、はっきりと、意図的に、サブグループの形成を促進し、そうすることで葛藤は、メンバーどうしの個人間の葛藤としてそれらが行動化されたり、あるいはステレオタイプのサブグループでコンテインされるのではなく、全体としてのグループの中の、それぞれ異なるサブグループの中でコンテインされる。それゆえ SCT のグループにおいて、サブグループは、ステレオタイプなあり方でグループの中に安定した階層を形成したいという、よくありがちな衝動に、太刀打ちできるのである（Agazarian 1997）。

ステレオタイプのサブグループ形成では、明らかに似ているもの、たとえば人種、宗教、性別といったものでメンバーが集まるために、グループの階層は、グループの中の資源に基づいてというよりも、人より優位に立つ／下手に出る、というステータスに基づいて形成される。これは、順応しないメンバーを変わらせようとしたり、スケープゴートにする状況を簡単に導き出してくる。ステータスの階層は、すべてのシステムのレベルで、ステレオタイプのコミュニケーションによって強化される。すなわち、メンバー自身の中で、メンバーどうしで、サブグループの中で、サブグループどうしで、そして全体としてのグループの中で（このことは、序文において、かなりの長さをとって論じている）。ステレオタイプと機能的サブグループ形成の、対比が含んでいる主要な意味は、ステレオタイプのサブグループ形成は、抑制力の１つであり、システム・センタードの手法では、その修正が期待されていること、そして機能的サブグループ形成は、推進力の１つであり、システム・センタードの手法では、その発展を促進することが期待されている、ということである。

エネルギーの定義

　リビング・ヒューマン・システムはエネルギーを組織化する。すなわち、システムの階層をなす、すべてのリビング・ヒューマン・システムにおいて、それぞれのシステムの内側の、あるいは、それぞれのシステムどうしの、コミュニケーションに存在するノイズを減らすことによって、システムが生き残り、発達し、環境を統制するという、システムの到達目標に向かうように、エネルギーは組織化される。

　理論的には、エネルギーは、生きている living、と、生きていない non-living システムとを区別している「力」である。つまりリビング・ヒューマン・システムは、エネルギーの組織化と再組織化によって、生き残り、発達し、変形する、と想定されている。

　エネルギーは、実際に、あるいは潜在的可能性として、組織化された、あるいは組織化されていないものとして存在している。Miller（1978）は次のように述べている。システムの推進のエネルギーは、情報と同等とみなすことがで

きる。すなわち、潜在的なあるいは実際に組織化されたエネルギーか、もしくは到達目標に関連する情報か、ということである。それゆえ、エネルギーと情報は同義である。そしてシステムが、生き残り、発達し、変形するという、自らの到達目標に向かうことを可能にするのは、情報（エネルギー）の識別と統合なのである。SCTでは、力の場（Lewin 1951を改訂）を、エネルギー、もしくは情報が、システムにおいていかに組織化されているか、また、どのぐらいの量のエネルギーが、目標をめざす作業のために使えるのか、ということを、描き出すために使用する。

　リビング・ヒューマン・システムは、エネルギーを組織化し、システムを自動修正し、目標を指向している。またリビング・ヒューマン・システムは、内部にある組織体と、自らをとりまく環境とのあいだで、コミュニケーションを維持しており、そうすることで、自らのエネルギーを組織化し、明確な目標へと自らを向かわせることができるよう、またそのために、暗黙に潜在している目標が修正できるようにしている。目標へと続く道のりを歩むには、解決すべき問題が常に存在している。というのも、目標へとアプローチする方向と、目標を回避する方向で、システムは分割されるからである。この本来備わっている、アプローチ／回避、の葛藤は、力の場において、推進力と抑制力の観点から概念化されている。抑制力が弱められたとき、目標へと向かう、本来備わっている推進力が解き放たれる。リビング・ヒューマン・システムは、自らの抑制力を弱める能力が獲得できるし、そうして目標の方向に向かって、再度方向付けを行うのである。

　力の場は、安定を維持するための活力と、変化のための活力とのあいだでシステムが均衡を保つという、推進力と抑制力のモデルである。Lewin（1951）は、システムと、定義された目標との関連を判定するために、力の場のモデルを導入し、また、目標へと続く道のりを歩むには、抑制力を弱める方が、推進力を強めるよりも、効率的かつ効果的であることを明らかにした。彼の仕事を基礎にして、私は、彼の力の場の中にある力を、ベクトルの観点から再定義し（Agazarian 1988）、それによって、推進力と抑制力の両方が目標と関連づけられた。これは私が、抑制力を防衛として、また推進力を、生き残り、発達し、変形するという、システムの到達目標へと向かう、本来備わっている活力とし

て定義することを可能にした。

方向付けの手法

　ベクトルは、速度と方向と標的をもつ矢のようなものである。この定義（物理学を援用）は、力の場の推進力と抑制力にとってすばらしい記述子である。
　方向付けというのは、システムの階層においてエネルギーを管理し、そのシステムの役割とシステムの目標を結びつける手法である。方向付けは、プロセスを表す言葉である。すわなち、メンバーが、自身がさらに学びたいと思う自らの側面の方向に、エネルギーを向けるという選択が意図的にできるようにすること、また、彼らの好奇心を邪魔している防衛や、症状から離れる方向へ、自らのエネルギーを意図的に向けられるようにすることである。どのようにしてエネルギーを方向付けるかを学ぶことは、自らのエネルギーを、過去、現在、未来にまつわる幻想や恐れから離れていく方向に向けて、今、ここで、の現実の中へと入ってくメンバーの能力を、高めることでもある。方向付けは、メンバーが自身のエネルギーを、自分自身の外側に焦点づけることもまた可能にし、そうすることでメンバーは、サブグループに参加できるようになる。サブグループ形成と境界調整の両方で、メンバーは、もし自分がエネルギーを、防衛や、症状や、雑念や、悲観的な予測や、マインドリーディングに費やさないならば、豊富なエネルギーが、自らの現実検討を行う方向へと向けられるし、また、自らのエネルギーを消耗させる防衛や、症状を生み出すこともない、ということを学ぶ。
　方向付けの介入は、心の作業の目標を明らかにして、そうして、全体としてのグループ、サブグループ、メンバーたちのエネルギーを、グループの心の作業へと、再度方向付けできるようにする。
　SCTにおいて、防衛的な抑制力は、システムが変化に対して準備状態になる、すなわち、その防衛を使わなくてもシステムが機能するような状態になるまでは、弱めないままにしておき、その後に続く防衛修正の階層の中で、その時のグループの発達局面の文脈と適合して、弱めることが必要になった時にのみ取り扱われる。したがって、本来備わっている推進力が、生き残り、発達

し、変形する方向に向かって解き放たれるということは、セラピーの目標と、同義である。

要約

　システム・センタードのセラピーでは、メンバー、サブグループ、全体としてのグループの階層の中にある、すべてのシステムのレベルで行われるコミュニケーション、すなわち、それぞれのリビング・ヒューマン・システムの内側の、あるいは、それぞれのシステムどうしのコミュニケーションが、文脈認識、方向付け、境界調整、機能的サブグループ形成の手法によって、影響を与えられる。境界調整は、防衛修正の階層の技法を通じ、境界を透過性のあるものにする。機能的サブグループ形成は、メンバー個人の中にある葛藤にバイパスをつけて、それを全体としてのグループの中でコンテインすることによって、識別と統合のプロセスをうまく取り扱っていくものである。そして全体としてのグループが葛藤をコンテインしている間に、葛藤の異なる側面を、最初はサブグループの中で、その次にサブグループどうしで、識別して統合していく。方向付けは、グループのエネルギーを、生き残り、発達し、変形するという目標に結びつける。文脈認識は、メンバーの、サブグループの、全体としてのグループの、認識を作り上げていくことで、システム・センタードのグループに関し、それがどういうものかという理解をもたらす。これは、メンバーが、システム・センタードの文脈の中で、自らを、セルフ・センタードなシステムとして体験する能力を、発達させることでもある。

　SCTにおける私の到達目標の1つは、システム・センタードのセラピストが、システム・センタードのセラピーで何らかの介入をした時に、その介入は、リビング・ヒューマン・システム理論の構成概念から作り出された仮説の検証になる、ということである。そしてもしその介入が、セラピーの到達目標に向かって、予測した方向で、システムが動いていくのに影響を与えるならば、理論は支持されたことになる。もしそうでない場合には、今回、この文脈で何が違っていたのか、という探求の問いがわいてくる。これがどのように操作的に行われるかを示す良い例は、境界調整の中の「雑念のエクササイズ」

で、最後に発せられる、探求の問いである。雑念のエクササイズは、人のエネルギーを、その人を取り巻いている外側の環境から、境界を越えて、グループの今、ここで、にもたらすようデザインされている。このことは、毎回、エクササイズの最後に発せられる、探求の問いによって、検証される。「あなたは、よりここにいますか、ここにいませんか、それとも、同じですか？」

本著の良き結びとして、この問いをここに記す。

Notes

注釈

1. Lewin（1951）のライフ・スペースの概念は、私が言おうとしていることを別の形でうまくあらわしている。Lewinは、人がその人をとりまく環境を認知することについて、地図の観点から考えており、それをライフ・スペースと呼んでいる。彼は、もし人が個人のその地図を読むことができれば、その人はいかに自分がふるまうかを予測できる、とみなしている。彼は記している。「今の認知」、「それは次の行動。」

2. 思考と感情の識別は、自分の中を（そして他者とともに）探求するための、3つのサブグループを発達させる際の最初のステップである。それは、思考あるいは知的に理解しているシステムと、感情あるいは感覚的に理解しているシステムの識別であり、また2種類の情報を2種類の知識、すなわち知的に理解していることと感覚的に理解していることに、識別して統合するのが観察のサブシステムである。

3. リビング・ニューマン・システムの階層において、似ているものと、異なるものは、システムの境界を行き来して互いに交流する。システムは、似ているもの（同形性）と、異なるもの（異なる文脈）の階層の中に存在している。システムの境界は、似ているものに対して開かれるが、異なるものに対しては、しばしば閉じられる。似ているものは、システムの内的組織体にとって、すでに馴染みのあるもので、目新しいものを、あまり多くはシステムにもたらさない。システムは、ほんの少しだけ異なっている馴染みのあるものを、その中に取り入れる。似ているものを統合することは、変化することをシステムに求めない。

    システムはその内側で、あるいは階層をなすシステムどうしで、コミュニケーションする情報をうまく扱えるように、内部を組織化する法則を発達させることで生き残る。

    システムは、似ているものの統合によって安定した状態を保ち、生き残る。システムとそれを取り巻く環境の間の、馴染みのある情報のギブ・アンド・テイク

は、システムの内側と外側の世界の好ましい関係性を維持し、システムの安定を保ち、短い期間において、システムの生き残りの可能性を高める。しかしながら、似ているものがあまりに多すぎたり、異なるものが十分でない場合には、冗長さや硬直した状態がもたらされ、それは、長い目で見ればシステムが生き残ることを脅かす。

4. 私が理論を開発していく上で、この段階に到達した時、それは大いなる挑戦であった。もし私が、構造と機能を、十分明確に定義することができたなら、私は、メンバー、サブグループ、全体としてのグループに対し、作用をもたらす手法と技法もまた、開発できることになるからである。

5. 力動的には、システムの変形は、階層をなす個々のシステムの内部、あるいはそれぞれのシステムの間にある境界を、行き来するコミュニケーションがコンテインしている情報を、識別して統合するプロセスが持つ機能である。システムの変形は、変形のプロセスが進行している間、均衡を維持したままにしておく（統合されていない情報、いわゆる、しばしば無意識と呼ばれるものの、カオスをコンテインする）システムの能力によって決定される。

6. 私は Shannon と Weaver の、情報の理論（1964）を、友人の Anita Simon とともに SAVI（System for Analyzing Verbal Interaction 言葉による交流を分析するためのシステム）を開発した際に、それを組み立てる重要な要素として取り入れている（Shimon and Agazarian 1967）。SAVI は、3×3 のグリッドを成す要素に関してデータを集めることで、グループ、ないしは個人のコミュニケーションのパターンについての地図を描くことができるという意味で、非常に有用である。グリッドの横の列は、コミュニケーションの特徴が、アプローチなのか回避なのかを同定し、また、コミュニケーションが、個人的なこと、事実、方向付けの、どれが有力かを同定するものである。コミュニケーションがアプローチ、もしくは回避したものが何かということは、目標へと向かう道に必然的に横たわっている問題である（これを組み立てている要素は、Howard と Scott のストレスの理論（1965）から援用した）。

　　グループのコミュニケーションに SAVI を適用することで、私は、グループの発達の局面の典型となる、ある種のコミュニケーションのパターンについて多くのことを学んだ。私は Bennis と Shepard のグループの発達モデル（1957）を使用して、彼らが定義した、たとえば逃避と闘争といった下位局面ごとの、コミュニケーションのパターンを明らかにしていった。そしてこれは、一旦、コミュニケーションとしてセットされた回避の言動を減らし、アプローチの言動を増やす試みを私がする際に、明確な枠組みを持って介入することを可能にした。

7. Shannon と Weaver（1964）は、コミュニケーションの伝達路の中にある「ノイズ」を減らしていくために、彼らが明らかにしていった基本原則が、熱力学の第

二法則において、エントロピーの基本原則と相互に関連している、ということも発見した。それゆえ情報は、かなりのレベルで組織化されているもの（冗長さ、ないしは硬直）から、かなりのレベルで組織化されていないもの（曖昧さ）までの、組織体の連続性の中に存在している。

8. 境界調整は、システムのエネルギー（情報）に対し、境界の透過性の適切さを増していく。すなわち、系統だった一連の手続きで、防衛と症状を取り除いていくことによって、グループの到達目標と関連しているエネルギーをコンテインしているコミュニケーションに対して、境界の透過性を増していく。境界調整は、メンバーの注意を、その人の過去から引き離して、今、ここで、に焦点があてられるように、そして、その人がそうありたいと思う状態になるのを阻んでいる防衛を取り扱って、その人が言いたいと思っていることを、グループの中で言えるようにする。境界調整によって、人は、いかにして自分が、今、ここで、の現実から離れ、時間と空間の境界を越えて、違うところに行ってしまうかを学ぶ。人の離れ方には2種類ある。すなわち、現実的なやり方としては、場所を変え、あるいは時計の時間を無視するやり方。心理的な現実としては、その人の思考や感情を、過去や未来の方向へと向けること、あるいは、今、ここで、の体験から離れ、思考から生み出された現実の中に住むやり方である。

9. 統合と、生き残り、発達し、変形する、というのは、リビング・システムが、その変化のためのエネルギーを向けていく、最初の基本的な目標である。変化は、境界を越えるコミュニケーションの交換を通じ、それぞれのシステムの内部で、また、階層をなしているすべてのシステムおよびサブシステムどうしの間で生じる。コミュニケーションの交換には、情報の識別と統合が求められるが、その情報に関しては、一見したところ似ているものの中にある異なるもの、また、一見したところは異なるものの中にある似ているもの、その両者を識別することが求められる。この情報の統合は、それが進行している際に、システムがその安定性を一旦解除し、そして再び安定することを必要とする。それは一方では、システムが変形するという自動修正のプロセスであり、また一方では、システムが、その最初の基本的な目標である、生き残り、発達し、変形することと、関連している。

10. しかしながら、これらの目標と関連していかにシステムが機能するかということは、その置かれた文脈が異なれば、異なっている。

11. Pat de Maré（1991）は次のように言っている。グループにおける創造性は、嫌悪の新陳代謝を通じて発現する。

参考文献

Agazarian, Y. M. (1969) 'A Theory of Verbal Behavior and Information Transfer.' *Classroom Interaction Newsletter 4*，2，22-33.

Agazarian, Y. M. (1982) 'Role as a Bridge Construct in Understanding the Relationship Between the Individual and the Group.' In M. Pines and L. Rafaelson (eds) *The Individual and the Group, Boundaries and Interrelations. Volume 1* : Theory. New York: Plenum Press.

Agazarian, Y. M. (1986) 'Application of Lewin's Life Space Concept to the Individual and Group-as-a-Whole Systems in Psychotherapy.' In E. Stivers and S. Wheelan (eds) *The Lewin Lagacy: Field Theory in Current Practice*. New York: Springer-Verlag.

Agazarian, Y. M. (1988) 'Application of a Modified Force Field Analysis to the Diagnosis of Implicit Group Goals.' Unpublished paper delivered at the Third International Kurt Lewin Conference, sponsored by the Society for the Advancement of Field Theory，September 1988.

Agazarian, Y. M. (1989a) 'The Invisible Group: An Integrational Theory of Group-as-a-Whole', the 12th Annual Foulkes Memorial Lecture. In Group Analysis: *The Journal of the Group Analytic Psychotherapy 22*, 4.

Agazarian, Y. M. (1989b) 'Group-as-a-Whole Systems Theory and Practice.' *Group: Special Issue on the Group-as-a-whole. Group: The Journal of the Eastern Group Psychotherapy Society 13*, 3, 4，131-155.

Agazarian, Y. M. (1992) 'A Systems Approach to the Group-as-a-Whole.' *International Journal of Group Psychotherapy 42*, 3.

Agazarian, Y. M. (1993) 'Reframing the Group-as-a-Whole' In T. Hugg, N. Carson, and T. Lipgar (eds) *Changing Group Relations: The Next Twenty-Five Years in America. Proceedings of the Ninth Scientific Meeting of the A. K. Rice Institute*. Jupiter, FL: AKRI Institute.

Agazarian, Y. (1994) 'The Phases of Development and the Systems-Centered Group.' In M. Pines and V. Schermer *Ring of Fire: Primitive Object Relations and Affect in Group Psychotherapy*. London: Routledge, Chapman and Hall.

Agazarian, Y. M. (1996) 'An Up-to-Date Guide to the Theory, Constructs and Hypotheses of a Theory of Living Human Systems and its Systems-Centered Practice.' In *The SCT Journal*. Philadelphia: Systems-Centered Press.

Agazarian, Y. M. (1997) *Systems-Centered Therapy for Groups*. New York: Guilford.

Agazarian, Y. M. (1999) 'Phases of Development in the Systems-Centered Group.' *Small*

Group Research 30, 1, 82-107.
Agazarian, Y. M. and Janoff, S. (1993) 'Systems Theory and Small Groups' In I. Kapplan and B. Sadock (eds) *Comprehensive Textbook of Group Psychotherapy* (3rd edition). Baltimore, MD: Williams and Wilkins.
Agazarian, Y. M. and Peters, R. (1981) *The Visible and Invisible Group: Two Perspectives on Group Psychotherapy and Group Process*. London: Routledge and Kegan Paul. (Reprinted in paperback 1987.)
Bennis, W. G. and Shepard, H. A. (1957). 'A Theory of Group Development'. *Human Relations 9*, 4, 415-437.
Bertalanffy, L. von (1969) *General Systems*. Revised edition. New York: George Braziller.
Bion, W. R. (1959) *Experiences in Groups*. London: Tavistock.
Davanloo, H. (1987) 'Clinical Manifestations of Superego Pathology.' *International Journal of Short-Term Psychotherapy 2*, 225-254.
de Maré, P., Piper R., and Thompson, S. (1991) *Koinonia: From Hate, through Dialogue, to Culture in the Large Group*. London: Karnac Books.
Durkin, H. E. (1964) *The Group in Depth*. New York: International Universities Press, Inc.
Goleman, D. (1995) *Emotional Intelligence*. New York: Bantam Books.
Howard, A. and Scott, R. A. (1965) 'A Proposed Framework for the Analysis of Stress in the Human Organism'. *Journal of Applied Behavioral Science 10*, 141-160.
Korzybski, A. (1948) *Science and Sanity: An Introduction to Non-Aristotelian Systems and General Semantics* (3rd edition). Lakeville, Conn: International Non-Aristotelian Library, Institute of General Semantics.
Lewin, K. (1951) *Field Theory in Social Science*. New York: Harper and Row.
Miller, J. G. (1978) *Living Systems*. New York: McGraw Hill.
Shannon, C. E. and Weaver, W. (1964) *The Mathematical Theory of Communication*. Urbana, IL: University of Illinois Press.
Simon, A. and Agazarian, Y. M. (1967) *SAVI: Sequential Analysis of Verbal Interaction*. Research for Better Schools, Philadelphia.
Simon, A. and Agazarian, Y. M. (2000) 'The System for Analyzing Verbal Interaction.' In *The Process of Group Psychotherapy: Systems for Analyzing Change*. Washington, DC: American Psychological Association.
Yalom, I., Liebermann, M., and Miles, M., (1973) *Encounter Groups: First Facts*. New York: Basic Books.

用語索引

【欧字】

SAVI理論　216
SCT(systems-centered therapy)
　― のトリートメントプラン　50-51
　― 防衛修正の階層　174-175
　― という見方　13-53
　― と実験的グループ　51
　― の技法と概念　151-202
　　SCTのグループを開始する、そして終えるための技法　195-198
　　驚き、学び、満足、不満足、発見　198-200
　　過去への逃避　186-189
　　基本的手法：サブグループ形成と境界調整　165-172
　　緊張、三つ組みにおける2つめの防衛　193-194
　　コンテインする　176-179
　　再枠付け　157-162
　　雑念のエクササイズ　195-197
　　時間旅行　162-164
　　症状を形成する防衛の三つ組み　174, 179
　　力の場　156-157
　　投影への逃避(マインドリーディング)　184-186
　　悲観的な予測への逃避(未来の非現実)　182
　　不安を喚起する思考、三つ組みにおける最初の防衛　180-182
　　防衛修正の階層　172-175
　　未知への入り口　164-165
　　メンバーを箱の中にとどめる　189-193
　　分かれ道　153-155
　― の実践の背景にある理論　205-227
　　エネルギーの定義　223-225
　　階層の定義　208-210
　　機能的サブグループ形成の手法　221-223
　　機能の定義　219-221
　　境界調整の手法　216-219
　　構造と機能　213-214
　　構造の定義　214-216
　　システムについて考える　205-207
　　同形性の定義　212-213
　　文脈認識の手法　210-212
　　方向づけの手法　225-226
　― のスーパーヴィジョングループ　60
SCTの、今、ここで、の規範に対する挑戦に対処する　82
SCTの基本的手法：サブグループ形成と境界調整　165-172
SCTのグループを開始する、そして終えるための技法　195-198
SCTの実験的グループ　51
　　Nanを箱の中に入れる　140-144
　　SCTの、今、ここで、の規範に対する挑戦に対処する　82
　　アイコンタクトとビデオテープ交換のための休憩　96-100
　　アンビバレンス　102-104
　　怒りと識別：標的とは異なるものとしての怒り　118-120
　　依存の質問　111-112, 115-117
　　恐れ　66
　　機能的サブグループ形成　60-62
　― の導入　65
気分が良いサブグループを形成する試み　129-131
境界　62-64
境界での乱気流：恥ずかしさ　113-115
グループの始まり　60
グループメンバーの説明　57-59
グループを終了する　133-134
個人のシステムへの逃避　132-133
作業　89-91, 117-118
　― そして自発的なサブグループ形成　94-96
作業にともなう自発的なサブグループの形成　106-109
サブグループ形成の失敗　80-82
識別　131-132
　　相互システムと、内部システムの体験を識別する　75-76
自発的な文脈認識　109-111

用語索引　233

社交的な言動の修正：物語の語りの防衛　76-78
推進力と抑制力の力　134-135
推進力の強化　138-139
　誠実な対立　100-102
　セッションの逐語録　55-146
　遅刻したメンバー　83-85
　沈黙するサブグループにおける緊張　74-75
　沈黙するサブグループの3人目のメンバー　78-80
　沈黙するサブグループを取り扱う　73
　洞察　137-138
　認知の不協和のチェック　122-123
　箱の中にとどめる　86-88, 127-128
　不安の解消　65-68
　フィードバック　145
　文脈認識：自分自身のためだけでなく、グループのためにも作業する　88-89
　変化のために目標を設定する　136
　防衛の修正　67
　マインドリードのチェック　120-122
　目標達成に向けた答え　112-113
　やり残したこと　139-140
　抑制力を弱める　135-136
TLHS（リビング・ヒューマン・システム理論）　25, 39, 205, 206, 207-208, 226

【ア行】

アイコンタクト　107
　― とビデオテープ交換のための休憩　96-100
　― を維持すること　61
アンビバレンス　43, 102-104, 154, 155
怒り
　― と識別：標的とは異なるものとしての怒り　118-120
　― の再枠付け　160
生き残り　220, 222
移行の局面
　権威から親密さへの ―　174
　逃避から闘争への ―　174
依存
　―、葛藤　34, 47
　― の質問　111-112, 115-117

いたずらがきする　28
一体感　30
一般システム理論　21, 22
今、ここで　56, 76, 77, 110, 187-189, 191
　SCTの、―、―、の規範に対する挑戦に対処する　82
　境界を越えて、― に入る　62, 89
　― から逃避する　162
いらだたしさ　66
陰／陽　39, 213
陰性転移　46
エネルギー　206, 207-208
　― の定義　223-225
　― を方向付ける　155, 176, 187, 225
恐れ　66
驚き、学び、満足、不満足、発見　198-200

【カ行】

解釈
　記憶の ―　183
　恐怖と恐れに基づく ―　183
　― することの不利な点　77
階層　206, 207, 225, 226
　― の定義　208-210, 221
　システムの ―　25-27
　親密さに対する防衛の ―　174
介入　36, 48
過去
　― と現在と未来、現実と非現実、の地図（Lewin）　183
　― の体験　183
　― への逃避　186-189
カタルシスを引き起こす　98, 177
がっかりしたこと　198-199
葛藤　15, 37
　― 解決　134, 168, 206, 210
　― の回避　104
感覚的に理解していること、感覚的に理解しているが言葉にならないもの　50, 66, 68, 170, 171, 182, 201, 212
環境を統制すること　220
観察の自己システム　90, 206, 211
患者と心が触れ合う　91
機能　206, 212
　構造と ―　213-214

—の定義　214-216
機能的サブグループ形成　32-36, 37, 46,
　60-62, 65, 152, 206, 210, 220, 226
　　SCTの基本的手法としての　—
　　166-169
　　ステレオタイプのサブグループの形成対
　　　—　222
　　　—の手法　221-223
　　　—のボートという比喩的言語　65
機能の考え方　212
気分が良いサブグループを形成する試み
　129-131
技法　SCTの技法と概念の項目参照
技法を枠付けする　182
気持ち　157
—　対　感情　159, 196
気持ちの言葉　157
気持ちをあふれさせる　140
逆転移　41
教育の局面　111
境界　31, 62-64, 162, 181, 211, 213, 217
　内側と外側を分けるもの　62-64
　空間、時間、現実の、—の地図　183
　　—において防衛を　46
　　—の透過性　207, 215, 226
境界調整　36, 38-42, 46, 78, 181, 206,
　208, 226
　　SCTの基本的手法としての　—　166,
　　169-172
　　—の手法　216-219
境界における乱気流　153, 158
　—：恥ずかしさ　113-115
境界を越えて、今、ここで、に入る　62
共鳴　93, 105, 197
緊張　66, 81, 174
　沈黙のサブグループにおける—　73-74
　欲求不満による　—　49
　—、三つ組みにおける2つめの防衛
　　193-194
　　—の拘束衣　172
　　—の生成による防衛　179
緊張の拘束衣　172
空間の境界　62
グループサイコセラピー
　システム理論を　—　に適用する　21

グループの発達
　BennisとShepardの　—　理論　44-45
　　—　局面　44-48
グループの力動　25, 31, 44, 45
グループに床を築き　98
グループ発達の依存の局面　45, 174
グループ発達の権威の局面　44, 174
グループを終了する　134
　　—ための技法（驚き、学び、満足、不満
　　足、発見）　194-195, 198-200
計画と目標　183
幻覚を持っているかどうか　87
健康保険維持機構　15
言語的なサブグループ形成　60
現在に生きるということ　164
　今、ここで、の項目も参照
現実検討　73, 74, 100, 195
現実を発見する　110
幻想が打ち砕かれること　174
　魅了されることと　—　45
好奇心　50, 66, 67
　未知への入り口での　—　68-70
構造　206, 212, 213
　　—と機能　213-214
　　—において似ている　38
　　—の定義　214-216
心と身体の結びつきを回復する　49
個人的な質問　152
個人のシステム　26, 206
個体化　45
異なるもの　213-214, 221-222
　　—への嫌悪　220
コミュニケーション　24, 211, 215-216
　　—のパターン　107-108
コンテインする　220
　SCTの基本的な技法としての　—
　　176-179

【サ行】

罪悪感　159
最初の基本的な目標と、次の二次的な目標
　220
再枠付け　153
　SCTの基本的な技法としての　—
　　157-162

— における識別　159-162
作業　117-118
　　グループの発達局面　45, 174
　　— そして自発的なサブグループ形成　94-96, 106-109
　　雑念のエクササイズ　195-197, 226-227
　　サディスティックな復讐の幻想　47
　　サディズム　49, 50
　　サブグループ（クラスター）　22-28, 209, 210-212, 225-226
　　— のシステム　206
　　— の発見　28-36
サブグループ形成　32-36, 92, 106, 196, 206, 208
　　SCTの基本的手法としての —　60-62, 65
　　失敗した —　80-82
　　自発的な —　94-96
　　— の失敗　80-82
サブグループの発見　28-36
自我、イド、超自我という例え　24
時間の境界　63
時間旅行　153
　　SCTの基本的な技法としての —　162-164
識別　27, 35, 105, 131-132, 155, 176, 195, 220, 221
　　怒りと —　118-120
　　再枠付けにおける —　159-162
自己開示　69
システム・センタード・セラピー　SCTの項目参照
システム・センタード・セラピーを金魚にたとえる　21-25, 215
システム・センタードの階層　206
システム・センタードの技法　206
システム・センタードのグループ　36-37, 45
システム・センタードの手法　206
システム・センタードのメンバー　110
システムについて考える　205-207
システム理論　21
実情調査の質問　152
始動　151
自発的なサブグループ形成　94-96
　　作業にともなう —　106-109

自発的な文脈認識　109-111
社会的な言動の修正：物語の語りの防衛　76-78
社会的な防衛　174
社交的な言動　170
社交的なコミュニケーション　65-66
症状を形成する防衛の三つ組　174, 179-180
情報　151
　　— 理論　215
深海への飛び込み　98
神経質　65, 181
心的な構造　210
心理力動的　39
　　— なグループ　45
推進力
　　— と抑制力　134-135, 216, 224, 225
　　— の強化　138-139
スケープゴートを作る　36, 37, 45, 152
ステレオタイプなサブグループ形成　36, 37
　　— と機能的サブグループ形成　222
ストレス源　77
ストレスに関連した防衛　179
誠実な対立　100-102
積極的介入　4, 40, 41
積極的傾聴　4, 40, 41
切望　160
狭められた質問　152
セルフ・センタード　対　システム・センタード　210
全体としてのグループ　22, 23, 27, 111, 112, 167, 168, 210, 21, 225, 226
　　— としての声　98-100
　　— のシステム　206
全体としての個人　209, 212
選択　128-129
　　— 分かれ道の作業に先立って　91-93
相互依存の作業に対する防衛　175
相互システムと、内部システムの体験を識別する　75-76
相補性　39, 213
挿話　153
それらしい出来事　158, 160

【タ行】

退行　44
タヴィストック　33
多様性　65
探究 対 説明　171, 183, 188
探索者のスイッチを入れる　74-75, 194
力の場　134-136, 153, 201, 225
　　SCTのモデルとしての　―　156-157
　　推進力と抑制力の　―　。今、ここで、と、過去、あるいは今に関する思考の仕方と関連させて　188
知性化の　74
知的に理解していること　201, 211
沈黙するサブグループ　78-80
　　―　を取り扱う　73
強い嫌悪　45
転移　46, 80
　　私に抵抗する患者の　―　41
投影への逃避（マインドリーディング）184-186
同形性　38, 206, 207
　　―　の定義　212-213
同形の　25, 27, 36
統合　161, 220
同調　64, 197
逃避
　　過去への　―　186-189
　　個人のシステムへの　―　132-133
　　知性化による　―　。今、ここで、から　162, 173
　　投影への　―　（マインドリーディング）184-186
　　―　の局面　45, 47, 173, 177, 218
　　―　の防衛　173
どっちつかずの状態にいる　104-108, 110, 117, 154
　　トライアンギュレーション　33

【ナ行】

泣く　98
似ているもの、気付く　35, 221-222
二分すること　213
認知的不協和のチェック　122-123
認知の地図を改める　107
認知の歪み　44, 155, 174, 179
ノイズのコミュニケーション　40, 152, 180, 216

【ハ行】

恥ずかしさ　113-115
発見　198
発達　206, 222
　　―　、変化　50
パニック発作　66
バリア体験　211
被害的体験、再枠付け　160
悲観的な予測　126, 171, 174, 181, 183
　　―　への逃避（未来の非現実）　183-184
非言語的なサブグループ　60
人より優位に立つ／下手に出るの関係性　33
標準化　34
不安　73, 82, 171, 174, 193
　　―　と緊張　73
　　―　とワクワクする興奮　48, 66
　　―　に対する3つの質問　66, 85
　　―　の解消　65-68
　　―　の修正　181
　　―　を喚起する思考、三つ組みにおける最初の防衛　180-182
不安に対する3つの質問　56, 66, 85
フィードバック　145
フィラデルフィアのFriends病院　55
不従順なサブグループ　78-79
文脈、文脈認識　27, 37, 38, 206, 208, 226
　　SCTの概念としての　―　172-175
　　―：自分自身のためだけでなく、グループのためにも作業する　88-89
　　―　の手法　210-212
分離　45
ペアーを作る　197
米国集団精神療法学会　29
ベクトル　42
別のメンバーとともに作業する　93
変化
　　―　、発達　50
　　―　のために目標を設定する　136
変化に対する準備状態　50-51
変化のために目標を設定する　136
変化への抵抗　50, 174

変形する　207, 214, 220, 222
防衛　46, 63, 155, 176, 192
　　親密さに対する　—　174
　　相互に依存して作業することに対する
　　　　—　175
　　分離と個体化に対する　—　174
防衛修正　67, 155, 173
　　— の階層　48-50, 63, 174-175, 206,
　　　207, 216, 225
　　「個人」「サブグループ」「グループ」を、階
　　　層をなして相互に関連する3つのシス
　　　テムとして考える　39
　　モジュールⅠ — において　176
防衛的なコミュニケーション　36, 152
防衛をしない自己　88
方向付け　42, 206, 208
　　エネルギーの　—　155, 176, 187
　　— の手法　225-226
本物の　105

【マ行】

マインドリーディング
　　投影への逃避（ — ）　184-186
　　— のチェック　120-122
マインドリードのチェック　120-122,
　　123-126
まだ知らないもの　75
学び　198
未知への入り口　68-72, 153, 171, 182
　　SCTの基本的な概念としての　—
　　　164-165
魅了されること
　　— と希望　174
　　— と幻想が打ち砕かれること　43
むなしさ　46
メンバー　22, 27, 209, 225, 226
メンバーのシステム　26, 206
メンバーを箱の中にとどめる　86-88,
　　127-128, 177
　　SCTの基本的な概念としての　—
　　　189-193
目標、到達目標　207, 223
　　最初の基本的な目標と、次の二次的な目
　　　標　220
目標達成に向けた答え　112-113

物語の語り　64, 66
　　— の防衛　76-78, 178
模範になる　61

【ヤ行】

役割　209, 217-219
役割固定　80
役割の布置を、凍らせる、と、溶かす　218
やり残したこと　139-140
誘導尋問　152
抑うつ　49, 50
抑制力
　　境界において　— を修正する　180
　　— と推進力　134, 216, 224, 225
　　— を弱める　135-136
欲求不満に対し、防衛する　179

【ラ行】

楽観的な予測　183
リーダーに従順な状態　61
リーダーへの従順　61
リビング・システム　207
リビング・ヒューマン・システム理論とシステ
　　ム・センタードとしての実践　22-25
リラックス　77
理論　205
　　SCTの背景にある理論の項目も参照
　　リビング・ヒューマン・システムの　—
　　　TLHSの項目参照

【ワ行】

分かれ道　43, 86, 91, 100-101, 103-105,
　　107, 110, 111, 114, 153, 171, 187, 206, 211
　　SCTの基本的な技法としての　—
　　　153-155
　　— の作業に先立って　91-93
枠組み　158
笑い　108-109
割り込み　40

人名索引

Agazarian, Y.M. 21, 22, 23, 25, 29, 30, 32, 36, 37, 39, 45, 50, 53, 57, 66, 152, 153, 158, 165, 173, 182, 183, 187, 194, 202, 205, 206, 208, 209, 211, 212, 213, 216, 219, 222, 224, 228
Alonso, A. 14
Aristotle 212

Benniss, W. 14, 44, 45, 228,
Bion, S.W. 14, 32, 52
Bowlby, J. 14
Bridger, H. 14
Brown, C. 14
Byram, C. 14

Carter, F. 14
Davanloo, H. 14, 147
de Maré, P. 33, 229
Durkin, H. 14

Eisold, K. 14

Fidler, J. 14
Freud, S 14

Gantt, S. 14
Goleman, D. 202
Greenburg, H. 14

Horwitz, L. 14
Howard, A. 14, 228

Janoff, S. 23, 39, 213
Jenkins, D. 14

Klein, M. 14
Korzybski, A. 14, 212

Lewin, K. 14, 156, 182, 183, 216, 200, 000
Liebermann, M. 33

Miles, M. 33
Miller, J.G. 223

Peters, R. 30, 53, 209, 219
Philibossian, B 14
Pines, M. 14
Piper, R. 33

Schroedinger, E. 14
Scott, R.A. 14, 228
Shannon, C. 14, 152, 215, 216, 228
Shepard, H.A. 14, 44, 45, 228

Thompson, S. 33

Vassiliou, S. 14, 21

von Bertalanffy, L. 14, 22, 207

Weaver, W. 14, 152, 215, 216, 228

Yalom, I. 33

【著者紹介】

イヴォンヌ・M・アガザリアン（Yvonne M. Agazarian）

心理療法士、教育学博士。システム・センタード・アプローチおよび、リビング・ヒューマン・システム理論を開発。SCTRI (Systems-Centered Training and Research Institute)を創始。

現在、アデルフィ大学・博士課程修了者・グループプログラムの臨床教授。フィラデルフィアの個人開業オフィスにて臨床実践をしている。

1997年および2014年に米国心理学会から、集団心理の研究、理論の開発、専門家の育成等に対する貢献を表彰されている。

著書に『SYSTEMS-CENTERED THERAPY FOR GROUPS』(H.Karnac Ltd.)『SYSTEMS-CENTERED PRACTICE』（H.Karnac Ltd.）『SCT in Clinical Practice』(共著、WingSpan Press)他

【訳者紹介】

鴨澤あかね（かもざわ・あかね）

早稲田大学大学院・人間科学研究科修了。

公共相談機関・教育相談員、精神科クリニック・心理士、メンタルヘルスサービス・コンサルタントなどを経て、現在、北星学園大学・社会福祉学部・福祉心理学科および同大学院・社会福祉学研究科・臨床心理学専攻・准教授。

臨床心理士、日本集団精神療法学会・グループサイコセラピスト・認定スーパーバイザー。

2014年8月から1年間、SCTRI(Systems-Centered Training and Research Institute)にてSCTのトレーニングをうける。

著書に『看護学大辞典』(共著、メジカルフレンド社)

システム・センタード・アプローチ
──機能的サブグループで「今、ここで」を探求するSCTを学ぶ──

2015年9月20日　第1版第1刷発行

著　者　イヴォンヌ・M・アガザリアン
訳　者　鴨澤あかね
発行者　矢部敬一
発行所　株式会社 創元社
　　　〈本　　社〉〒541-0047 大阪市中央区淡路町4-3-6
　　　　TEL(06)6231-9010代　FAX.(06)6233-3111

　　　〈東京支店〉〒162-0825 東京都新宿区神楽坂4-3 煉瓦塔ビル
　　　　TEL(03)3269-1051

　　　〈ホームページ〉http://www.sogensha.co.jp/

造　本　上野かおる（鷺草デザイン事務所）

印刷・製本　太洋社

©2015 Printed in Japan　ISBN978-4-422-11598-6 C3011

〈検印廃止〉
乱丁・落丁本はお取り替えいたします。
定価はカバーに表示してあります。

　JCOPY　〈(社)出版者著作権管理機構 委託出版物〉
本書の無断複写は著作権法上での例外を除き禁じられています。複写される場合は、そのつど事前に、(社)出版者著作権管理機構（電話 03-3513-6969、FAX03-3513-6979、e-mail: info@jcopy.or.jp）の許諾を得てください。